知りたい！サイエンス

中西貴之＝著
宮坂昌之＝監修

今だから知りたい ワクチンの科学

効果とリスクを
正しく判断するために

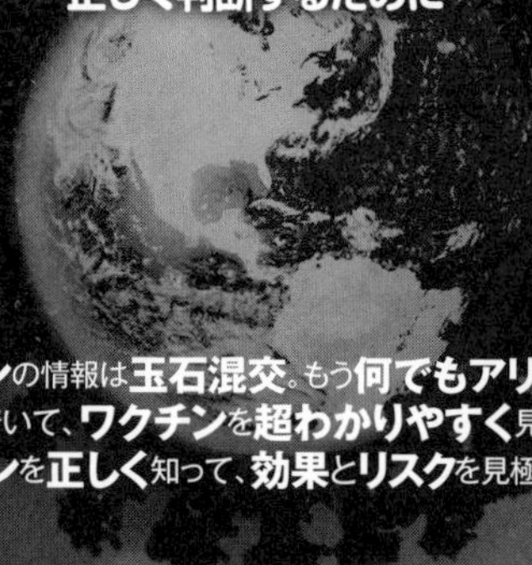

ワクチンの情報は玉石混交。もう何でもアリの状態。
ここはひとつ落ち着いて、ワクチンを超わかりやすく見つめ直してみた。
ワクチンを正しく知って、効果とリスクを見極めよう。

技術評論社

まえがき

私はインフルエンザの予防接種を毎年必ず受けているのですが、みなさんはいかがでしょうか? 成人のおたふく風邪や、風しんが不意に流行したときには、病院に行って抗体検査をしてもらったりもします。どうしてかと問われれば、自分の身を感染症から守りたいためが第一、他の人にうつしたくないという気持ちが第二です。

ワクチンを接種すると、場合によっては、接種部位が腫れたり、最悪の場合は発症したりするリスクがゼロではないことは理解しています。インフルエンザについては、2020年の秋冬シーズンは、新型コロナウイルス感染症の影響で、例年とは異なり、まず高齢者に優先的に接種、それ以外の人は10月下旬まで待機ということで、待機していたところに、編集さんから「ワクチンについての超わかりやすい本を書いて欲しい、世の中にはワクチンに関する誤った情報で混乱している人がたくさんいる」とのお話をいただきました。

「そうなのかな?」と思い、類書調査もかねて書店に足を運んでみたところ、情報の混乱どころか、誤った情報、ワクチンの危険を煽る情報が満載の書籍が多数並んでいることを知りました。

前述のとおり、確かにワクチンのリスクはゼロではありません。でも、リスクがゼロではないからといって、ワクチンを忌避する風潮が一部にでもあることは、そのほかの大勢の人にとってもリスクを抱え込むことになります。なぜならば、ワクチンはみんな揃って受けてこそ、本当の効果を発揮するものだからです。

ネットを検索してみたところ、ワクチンを忌避する意見を述べるアカウントは、医師や科学者の不断の努力で現在のワクチンがどれほど安全になっているかをご存じない、昭和の時代のワクチン事故から100年近くたっているのに、その間の科学のアップデート情報が届いていない、そういうことだと感じました。

一方で、本を書く側の人にも多くの問題があることに気づきました。ひとつの問題は、煽ることによって売り上げを伸ばそうという魂胆。もうひとつはワクチンやそれにまつわる免疫系をより理解してもらいたいという良心から、内容が一般の人には理解できないほど難解・詳細になっていること。

そこで今回私は、日本一わかりやすいワクチンの本を書こうと思いました。実はすでに「日本一わかりやすい」と前書きに書かれた類書を見つけています。しかし、本書はその本よりもさらにわかりやすいワクチンサイエンスの本だと自信を持ってオススメできる内容に書き上げたつもりです。

地球の気候変動と共に、これまで日本になかった感染症が、そう遠くない将来、次々に上陸してくるでしょう。日本の経済格差の拡大と共に、すでに日本からは消え去ったように見える感染症が、次々に復活してくるでしょう。

そんな確実に来る近い将来のために、ワクチンについて、最低限知っておきたいことをまとめた、ワクチン入門書完璧版ができました。

結論を言います。

・感染症は想像しているよりもはるかに怖い

・ワクチンのリスクはそれよりもはるかに低い

本書に書かれていることは以上です。

最後に、私の本で初めての監修の責をご快諾くださり、いろいろと情報やご指導をいただいた宮坂昌之先生には、この場を借りて、厚く御礼申し上げます。

2021年2月　中西貴之

目次

Column

第1章

ワクチンとは

この章ではワクチンに関する役立つ基礎知識をまとめました。本書の一番オイシイ部分であり、一番わかりやすい部分でもあります。類書に出てくるIL-6とか、GMPとか、CD4とかそんなオマジナイのような単語は一切出てきません。わかりやすい本を書くと往々にして「著者の知識はこの程度か」とレビュー欄でバカにされるものですが、それを覚悟でとってもわかりやすく書きました。ぜひ読み通してみてください。

1-1 ワクチンは効く

ワクチンの有効性は科学と歴史が証明している

筆者は本書を執筆している最中にインフルエンザの予防接種を受けました。病院で順番を待っていると、受付でのやりとりが漏れ聞こえてきたのですが、受付で「生まれて初めてインフルエンザの予防接種を受ける」と告げる人の多いこと。

「え? 世の中でワクチンはそんな位置づけなの?」

と驚かされました。

私たちは科学の力で多くの感染症を克服してきました。2014年、西アフリカのギニアでエボラウイルス病（旧名：エボラ出血熱）が発生し、それが「出アフリカ」をしてニューヨークに上陸し、米国を恐怖に陥れました。当初の致死率はなんと90%（最終的には50%前後）、発症すればほぼ助からず、現地へ赴き治療に当たった医療従事者が次々に倒れました。これは1918年から爆発的に流行し、少なくとも2,500万人が死亡したスペイン風邪の再来なのか、いや、人類はエボラウイルス病で絶滅するのか、水際対策を構築する世界各国をあざ笑うかのように、アジアではお隣韓国まで迫ってくる事態になりました。

結局は2020年6月に、最後に残った流行爆発地域、コンゴ民主共和国での終息宣言が世界保健機関（WHO）から出されたのですが、これで地球上から根絶されたのではありません。国際的に懸念される公衆衛生上の緊急事態宣言が解除されたのみで、同じ6月に、コンゴ民主共和国赤道州においてエボラウイルス病の新たなアウトブレイクが発生しています。ワクチンは現在開発中ですが、終息に至った背景には、ギニアとコンゴ民主共和国において、開発中のワクチンが積極的に接種されたことが大きく寄与しています。

図1-1　エボラウイルス病ワクチンの臨床試験の実施方法

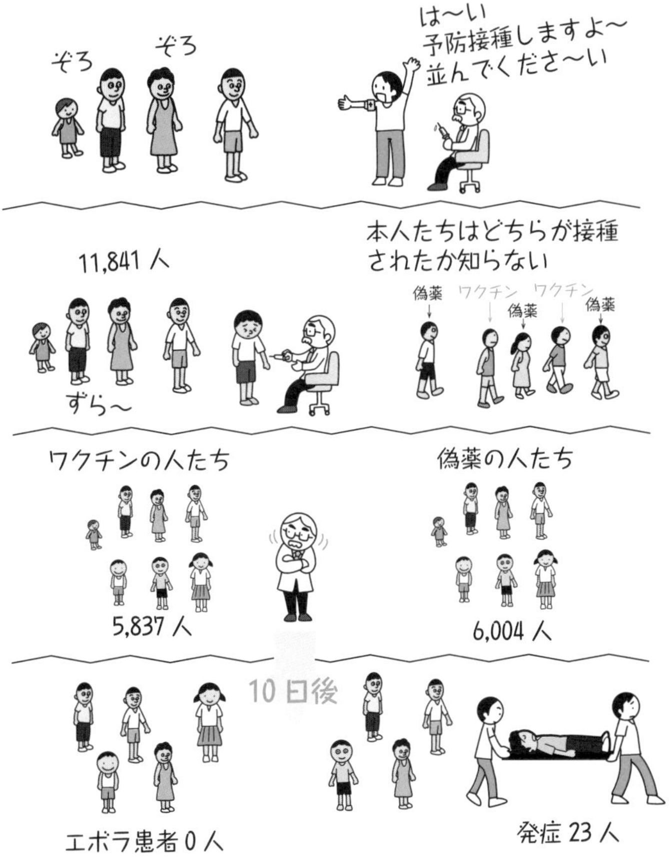

実験段階のエボラウイルスワクチンが、ウイルスに対して高い効果を示すことが、2015年に行われた、11,841人が参加した臨床試験で証明されました。参加者をrVSV-ZEBOVと呼ばれるワクチンの接種群とプラセボ（偽薬）群とに分け、両群についてその後の追跡調査を行いました。
その結果、ワクチン接種群の5,837人で、接種後10日以上にわたりエボラウイルス病患者は確認されませんでした。一方、ワクチン非投与群では接種後10日以上経過して23人の患者がでました。
rVSV-ZEBOVワクチンは現在のコンゴ民主共和国におけるアウトブレイクでも使用され、極めて高い効果が示されています。

1-2 感染症は怖い

ワクチンは今でも感染症に対抗する最強の手段

地球上には多種多様な病原体がいます。日本は公衆衛生が向上し、きれいな国になりました。そのまま飲むことができる上水道が行き届き、下水道は2019年の全国普及率は80%ですが、多くの人が住む市町村にはほぼ行き渡っています。それでも、私たちの周辺環境は依然として病原体で満たされている状況に大きな変化はありませんし、この状況は未来永劫続きます。また、第4章で述べますが、国境を越えて人や物が自由に行き来するようになった現在では、遠く離れた国の感染症が日本に持ち込まれる可能性が常にあります。

したがって、「日本にはもはや重篤な感染症はなくなった。それは昔の話だ。だからワクチンは不要だ」と考えている方がおられればそれは大間違いです。今の日本においても死亡したり、重い後遺症が残ったりする感染症の病原体は存在しています。ただ、爆発的流行が起きていないだけです。

ワクチンの本で必ず紹介されている感染症が「天然痘」です。天然痘に感染すると、高熱が続き、膿のつまった発疹が全身に現れ、次々に周辺の人に感染していきます。天然痘は18~19世紀に世界中で猛威を振るい、感染者の致死率が50%にも達した国もありました。

時代が変わって、世界の医療は劇的な科学的進歩を遂げているにもかかわらず、世界は次々に新たな感染症に襲われています。SARS、MERS、鳥インフルエンザ、直近では新型コロナウイルスなど。新型コロナウイルス感染症においても、中枢神経に後遺症を残すという報告も出ています。感染症は依然として怖いのです。ワクチンは感染症に人類が対抗する最強の手段だと断言できます。

図1-2　天然痘ウイルスの電子顕微鏡画像

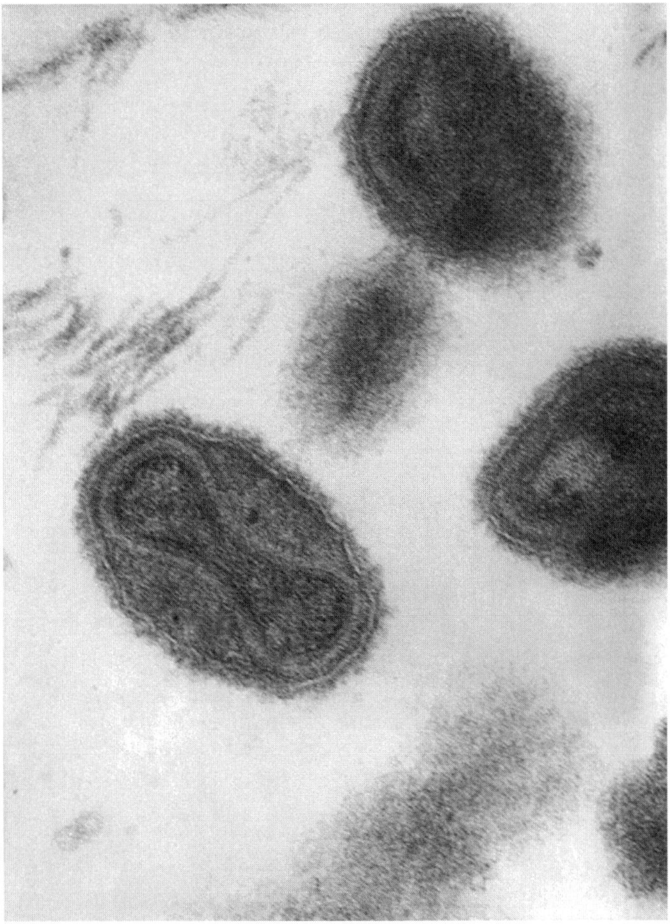

天然痘ウイルスの電子顕微鏡画像（37万倍）。ウイルス内部のダンベル状の構造内にウイルス遺伝子が含まれています。
CDC/ Dr. Fred Murphy; Sylvia Whitfield

出典：https://en.wikipedia.org/wiki/Smallpox#/media/File:Smallpox_virus_virions_TEM_PHIL_1849.JPG

1-3 病原体とは何なのか

ワクチンの相手は細菌、真菌、ウイルス

感染症の原因は病原体です。病原体は「細菌」「真菌」「ウイルス」に分けられます。

細菌は、単細胞の微生物です。外見は球状、筒状、らせん状など細菌の種によってさまざまで、大きさは最大でも0.01ミリメートル程度です。細胞壁で囲まれた細胞の中に、遺伝子やタンパク質など生命の維持に必要なものが揃っています。種類によってはべん毛というスクリューのような仕掛けを持ち、泳ぐことができるものもいます。自らエネルギーを作り、代謝し、分裂で増殖することによって子孫を残すので紛れもなく生物です。

真菌は、キノコやカビの仲間です。体は菌糸状または単細胞で、種によって無性的・有性的に繁殖します。もちろん真菌も生物です。

ウイルスは、細菌、真菌よりも桁違いに小さく、もともと小さな細菌の表面に、ちょこんと小さな粒として乗っかれる程度の大きさしかありません。遺伝子とそれを包むタンパク質の殻だけから成る微粒子です。ウイルスは自力でエネルギーを作り出すことも増殖することもできず、生物に感染することによって自らの複製を作って増えるだけの「粒子」で、生物ではありません。なぜこのように、あたかも生物のように振る舞う粒子が誕生したのか、そのきっかけはわかっていませんが、地球上には数十億年前から存在していたと考えられています。人類が地球上に登場したのはわずか20万年前ですので、人類は誕生直後からウイルスに感染されながら生きてきたはずです。逆に言えば、ウイルスの宿主として20万年間利用され続けてきたと言うこともできます。したがって、この関係を断ち切ることは不可能です。

図1-3　ヒトの細胞と病原体の大きさくらべ

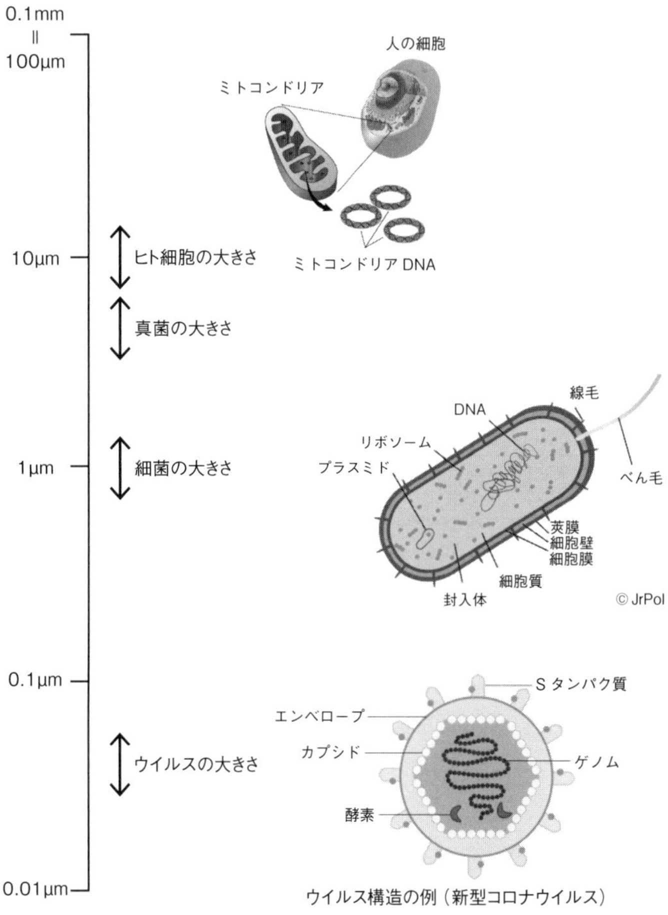

縦軸は10倍スケールなので、ウイルスの大きさはヒトの細胞のおよそ数百分の一ということになります。

1-4 抵抗力とワクチンの関係

ワクチンは自然免疫を増強する

日常のあちこちに病原体がいる「汚い」環境の中で日々過ごしているにもかかわらず、私たちが健康でいられるのは、ひとつには膨大な量の腸内細菌に代表されるように、それらと共存できる能力があるから、もうひとつには、私たちのからだには、病原体の侵入や活動を抑える、物理的・化学的・生物学的バリアが存在するからです。

物理的バリアと呼ばれるものには、全身の外界にさらされる面を覆う細胞（上皮細胞）や、鼻から肺へ、口から腸へとつながる気管・消化管の粘膜層、唾液や、目の表面を覆う涙などが該当します。また、上皮細胞分泌物、唾液や涙、粘膜層にはタンパク質分解酵素などの化学物質が含まれており、化学反応によって病原体を活動不能状態にする役目も担い、これが化学的バリアです。

しかし、多くの病原体はこれらのバリアを乗り越えて私たちのからだに侵入しようとしますし、外傷を受けて出血するような状態になれば、バリアそのものが崩壊してしまいます。そんな事態になると、わたしたちの全身に分布しているさまざまな種類の免疫細胞が病原体を食べてしまったり、病原体を無効化する化学物質を放出したりして、病原体と直接対決することによって身を守ろうとしてくれます。これが生物学的バリアであり、以上が自然免疫とよばれるものです。

自然免疫は生まれたときから備わっている免疫機能のことを特に指し、体内ではいつでも病原体の侵入に対応できるような状態にあります。詳しくは後述しますが、ワクチンの役目のひとつは自然免疫を支援することであり、私たちのからだを守るのに役立ちます。

図1-4　物理的バリア・化学的バリア・生物学的バリア

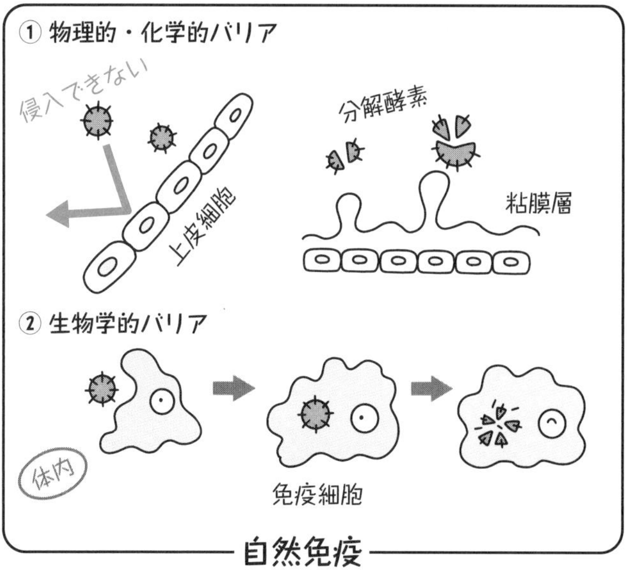

図1-5　自然免疫の主役

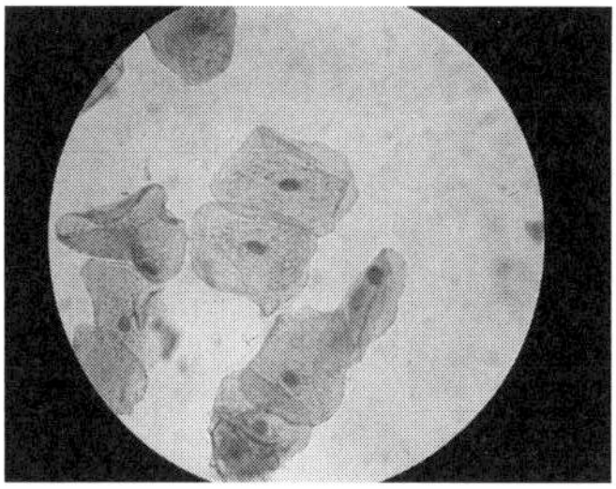

(a) ヒト頬細胞
出典：https://en.wikipedia.org/wiki/Epithelium#/media/File:Cheekcells_stained.jpg

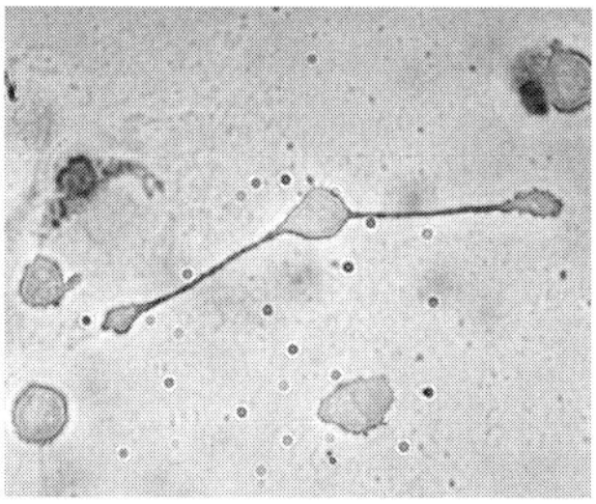

(b) マクロファージ
出典：https://en.wikipedia.org/wiki/Macrophage#/media/File:Macrophage.jpg

1-5 免疫と病気の基礎知識

ワクチンは縁の下の力持ち

自然免疫のうち、免疫細胞については、リンパ球、白血球などとさまざまな種類の細胞が存在し、役割分担をしています。ある細胞はリンパ節など特定の場所で出番を待ち、ある細胞は血液・リンパ液の流れに乗って全身をパトロールし、またある細胞は病原体が体内に侵入した場合にそこに集まり病原体を破壊しようとします。

免疫の機能は、病原体に対抗するだけでなく、最近ではいくつかの種類のがんの発生も免疫系が防いでいることもわかっています。ということは、がんもワクチンと関係することになりますが、これについては第6章で詳しく触れます。

免疫の強さは人それぞれです。喫煙・飲酒などの嗜好品や生活環境によっても違いが出ますし、同一人物でも睡眠時間やストレスなどによって免疫力は日々大きく変動します。

繰り返しになりますが、私たちは病原体だらけの非常に汚い空間で日々を過ごしていますので、もし免疫がなければ、私たちのからだはあっという間に病原体の巣になってしまい、生命を維持することは困難になるでしょう。皆さんも一度は聞いたことがあると思いますが「免疫不全症候群」の患者は、免疫機能が正常に働かなくなり、抵抗力が著しく低下した状態にあります。私たちが雑菌だらけの環境でも元気に生きていられることと、免疫不全症候群患者が隔離された無菌室のようなところで治療を受けなければならないことの違いは、この抵抗力があるかどうかという点にあるのです。接種されたワクチンは、そのような免疫細胞を増強したり、武器を提供したり、縁の下の力持ちとして目立たないところで活躍しています。

図1-6　免疫力は環境、状況、疾患によって異なる

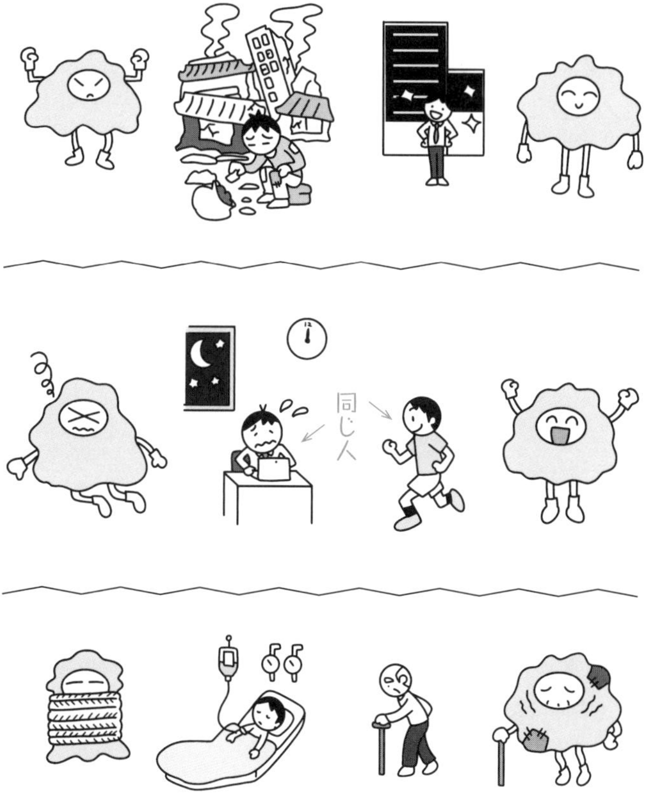

1-6 自然免疫と獲得免疫

ワクチンは獲得免疫に予行演習をさせる

自然免疫は、生まれたときから私たちのからだに備わっている抵抗力ですが、これとペアになって働くのが、生まれた後に、病原体に出会うことによって形成される「獲得免疫」です。

病原体を攻撃する免疫細胞は、私たちのからだを構成する細胞（自己）と病原体を区別する能力をもともと持っています。病原体には「抗原」となる特徴的な構造のタンパク質があり、免疫細胞は、抗原を見て、その細胞が敵か自己かを見極めます。自然免疫は、病原体の抗原を認識すると「こいつは自己じゃない、外来異物だ」と判断し、極めて速やかに数分から数時間程度で対処を開始します。この機能に異常を来したのが自己免疫疾患です。

それに対して、獲得免疫は、病原体が体内に侵入してから構築され始める抵抗力です。獲得免疫が構築されるには、病原体の感染から1週間前後を要することが多く、初回感染の感染初期には無力な防御機構です。しかし、ひとたび獲得免疫が構築されると、免疫細胞の一部が長期間にわたりその病原体の特徴を記憶し続け、同じ病原体が再度侵入した際には、自然免疫同様に速やかに、しかも極めて強力な防御機能として発動し、感染症を抑えます。一度感染した感染症にかかりにくくなることが多いのは、獲得免疫の働きによるものです。

ワクチン接種は、病原体に侵入される前の健康な段階で、医学的な安全性を十分確保した上で、あたかも病原体に侵入されたかのような環境を体内に作り出し、実際の感染経験なく、獲得免疫を構築することが目的です。つまり、免疫系に予行演習をさせて、病原体の情報を教えるのがワクチン接種です。

図1-7　自然免疫

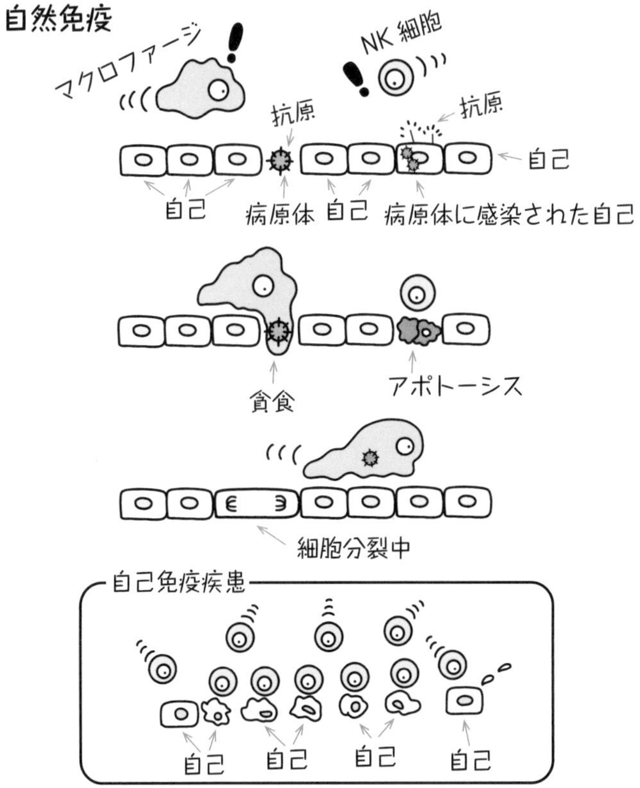

自然免疫は、マクロファージやNK（ナチュラルキラー）細胞が自発的に病原体や病原体に侵された細胞を排除します。正常な細胞を誤って排除すると自己免疫疾患となります。
各細胞の役割については図1-13を参照してください。

1-7 獲得免疫と免疫細胞のはたらき

ワクチンは免疫細胞に病原体を記憶させる

免疫細胞の話はおもしろいのですが、本書はワクチン本なので、ごく簡単に触れるにとどめます。詳しくは免疫が主題の本を読んでみてください。

免疫システムには多種類の細胞が複雑に関係しますが、それらの免疫細胞はリンパ球と呼ばれます。獲得免疫では、体内に侵入してきた病原体の特徴などの情報をリンパ球の一種「ヘルパーＴ細胞」が受け取ります。そして、別のリンパ球「Ｂ細胞」に病原体の情報を伝達すると共に、武器となる「抗体」を作るよう命令を出します。抗体は特定の分子（抗原）と強く結合する性質を持っているタンパク質です。命令を受け取ったＢ細胞は膨大な量の抗体を作って放出し、抗体が病原体の抗原部位にとりついて無効化したり、破壊したりします。これを「液性免疫」といいます。Ｂ細胞は寿命が来ると消滅してしまいます。

また、Ｔ細胞の一部「キラーＴ細胞」は、病原体に感染された自己細胞を破壊することで感染の拡大を防ぎます。これを「細胞性免疫」といいます。このときにＴ細胞自身も死んでしまうのですが、生き残った一部のＴ細胞・Ｂ細胞が、メモリーＴ細胞（細胞性免疫の場合）・メモリーＢ細胞（液性免疫の場合）となって感染した病原体の特徴を記憶します。これを「免疫記憶」といいます。

リンパ球にはこのほかに常時攻撃態勢を取っていて、がん細胞やウイルス感染細胞に素早く反応するＮＫ（ナチュラルキラー）細胞がありますが、いずれも形態上は区別することができません。役割の違いで区別されます。ワクチンはこのような免疫記憶の仕組みを利用して、免疫細胞に病原体の情報を記憶させる医薬品です。

図1-8　ワクチンのはたらき

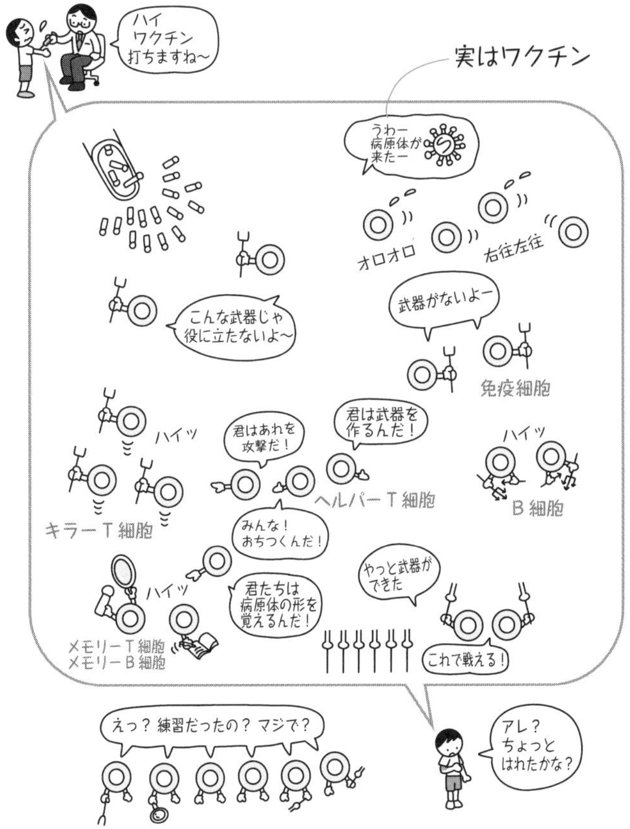

ワクチンは免疫系細胞に予行演習をさせることといってよいでしょう。

1-8 ウイルスとは何なのか

ワクチンは事前にバリアを構築する

筆者は生ビールにあたった経験があります。あたったといっても、懸賞で生ビールがもらえたわけではありません。食中毒です。ビールは思いのほか栄養豊富ですので、生ビールサーバーをきちんと分解・清掃していないと、一晩でビールサーバーは雑菌だらけになり、次の日の一番初めに生ビールを注文した人がそれをもらってしまい、お腹を壊すというしくみです。このように「雑菌」が私たちの健康に悪影響を及ぼすことは理解しやすいと思いますが、「ウイルス」となるとどうでしょうか?

ビールサーバーにウイルスは繁殖しません。すでに紹介したとおり、ウイルスは生物ではないので栄養だけ与えても増殖しないのです。生物には次のページに示したような3つの定義がありますが、ウイルスは自力で子孫を残すことができないので生物とは言えません。単なる粒子です。

ウイルスは遺伝情報を担う核酸と呼ばれる分子と、それをつつむ「カプシド」と呼ばれるタンパク質の殻からなります。遺伝情報はDNAまたはRNAで、ウイルスによって決まっており、たとえば新型コロナウイルスならばRNAが遺伝情報を担っています。こんな単純な構造のとても小さな粒子なのに、人間などの宿主の細胞に寄生し、細胞の機能を乗っ取ったり、エネルギーを奪い取ったりして、増殖するのです。増殖の過程で宿主に大きなダメージを与え、私たちはそれを病気として認識します。

インフルエンザの原因はウイルスで、ウイルス感染によって起こるかもしれないダメージに対して、事前にバリアを構築するのがワクチンです。

生物の3つの定義

1. 自己増殖能力
2. エネルギー変換能力
3. 自己と外界との明確な隔離

ウイルスは1と2を持たない

図1-9　ウイルスの基本構造

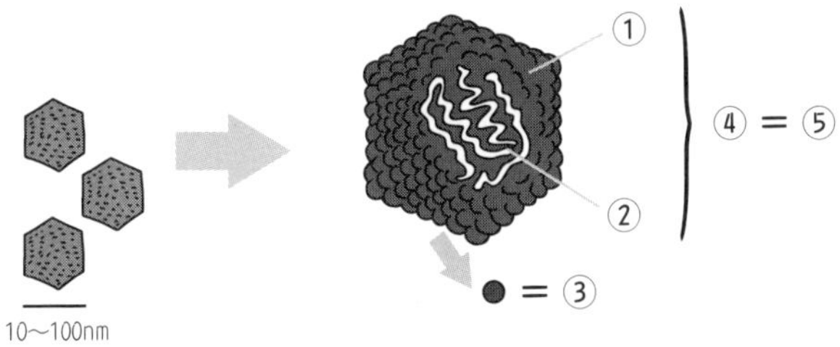

(a) エンベロープを持たないウイルス

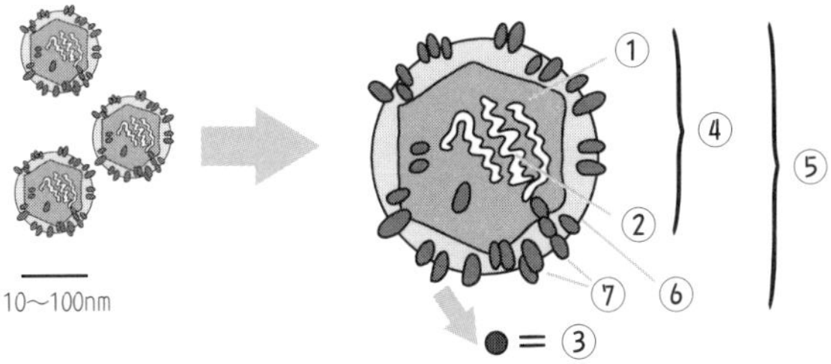

(b) エンベロープを持つウイルス

①カプシド、②ウイルス核酸、③カプソマー、④ヌクレオカプシド、⑤ビリオン、⑥エンベロープ、⑦スパイクタンパク質

1-9 飛沫感染・空気感染・接触感染

ワクチンはさまざまな感染経路に対して効果がある

ワクチンの本論に入る前に病原体の感染経路について触れておきます。感染経路とは、ある病原体が環境や感染者から他の人にうつるときの経路や仕組みのことです。病原体によっては感染経路が複数ある場合もあります。リスクの高い感染症について、感染経路を理解しておくことは感染予防や爆発的拡大の阻止において非常に重要です。

感染経路はまず、「直接伝播」と「間接伝播」に分けられます。直接伝播とは、感染部位（多くは皮膚と粘膜）に直接病原体が付着することです。原因は患者との直接接触の他、咳やくしゃみに伴って飛び散った飛沫による「飛沫感染」があります。飛沫感染は通常は1メートル以内の距離に限定されると考えられています。

感染者から排出された飛沫から水分が蒸発して生じた乾燥物（飛沫核）による感染を「空気感染」と言います。飛沫核は長時間空中に浮遊しますので、感染者と距離を取っていても、同じ部屋にいるだけで感染することがあります。結核、麻しん、水痘などが空気感染によって伝播することが知られています。後述しますが、胎盤経由あるいは出産時の母子感染も直接伝播に含まれます。

何かの媒介物を介した感染を「間接伝播」といいます。媒介物となるのは、病原体で汚染された器具や水、食物、血液などです。媒介物感染は間接的な接触による感染のため「接触感染」と呼ばれます。昆虫や動物が媒介となっての媒介動物感染や塵埃に媒介された感染も間接伝播です。

新型コロナウイルス感染症については、社会的距離を確保することが重要とされていますが、それはこのような感染経路から判断されたものです。

図1-10　病原体の主な感染ルート

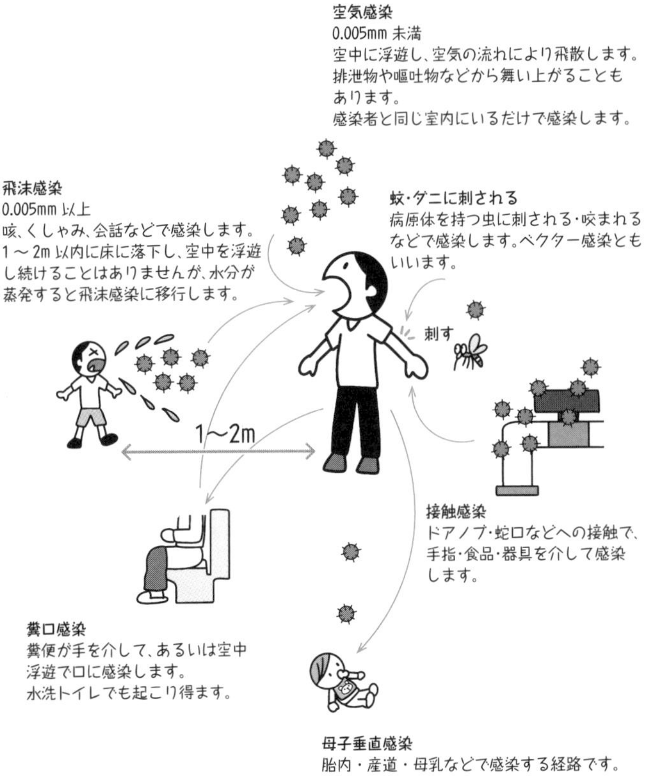

1-10 ワクチンは偶然発見された

ワクチンは免疫を出撃待機状態にする

免疫は、病原体に対抗するために複雑かつ巧妙に構築されたシステムです。この巧みさは驚くべきものですが、本書では深くは触れません。本書監修の宮坂先生の『免疫力を強くする』（講談社ブルーバックス）をご一読下さい。

免疫は、病原体の種類や本人の体調、周辺環境などさまざまな要因が複雑に絡み合っていますので、本人が病気のときなどは病原体に負けることがあります。負けると私たちは感染症を発症します。

人類の歴史は感染症との戦いの歴史でもあります。感染症の痕跡は、古くは、古代エジプト時代までさかのぼり、ミイラから天然痘に近い疾患に感染したあとが確認されています。ウイルスの誕生は人類の誕生以前の出来事ですので、人類の歴史は感染症との戦いの歴史でもあったはずです。

ウイルスが発見されるのは19世紀末のことですが、ワクチンは、それ以前から経験的に知られていました。初期のワクチンは、感染者の膿などを接種して、感染をあえて起こさせるものでした。獲得免疫のところで紹介したとおり、私たちのからだは、病原体に一度接するとその情報を一部のB細胞とT細胞が記憶して、二回目に接した際には速やかに免疫機能が発動し、病原体を撃退できます。

ワクチン接種は自然免疫を刺激して活性化し、さらには新たな獲得免疫をも構築させます。その結果、感染症を未然に防いだり、もし感染して発症してしまっても、より軽症で済ませたりすることが可能となります。予防接種でワクチンが接種されると、免疫系は病原体に対して直ちに対抗できるように「出撃待機状態」にはいります。これが免疫の獲得と呼ばれる体の変化です。

図1-11　ワクチン接種と体の反応の時間経過

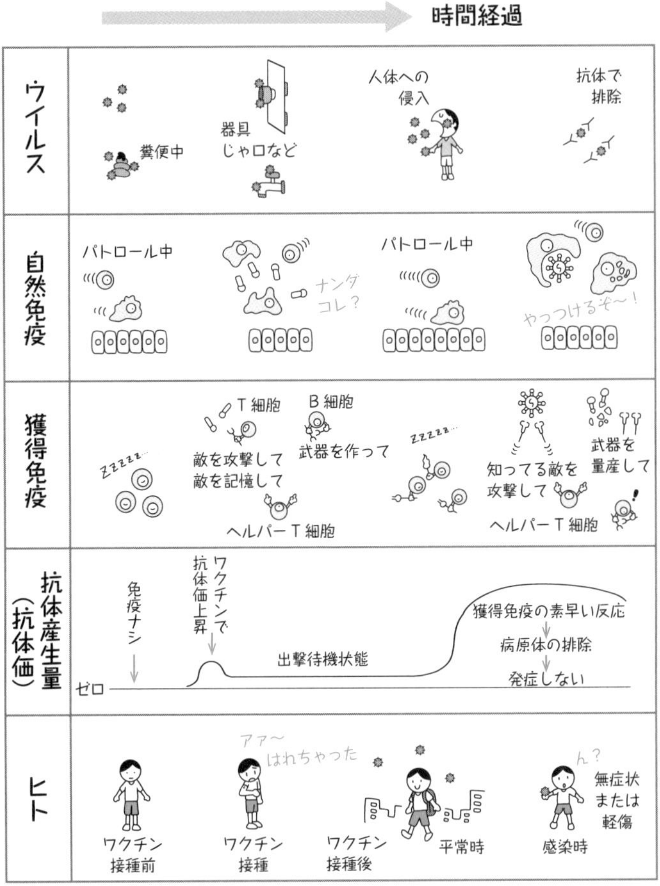

1-11 病原体が細菌や細菌毒素の場合

ワクチンはブースター効果が必要なものがある

病原体となる細菌が侵入すると、免疫系がそれを察知し、NK細胞やマクロファージがやってきて、病原菌を処分しようとします。これらの細胞は自発運動をしてまさに細菌をがぶりと食べてしまうので、貪食細胞とも呼ばれます。これらの細胞が自然免疫機能の中核を担います。すでに紹介したとおり、ある感染症に初回感染した場合の初動体制はこのような自然免疫が担い、それに遅れて獲得免疫が活動を始めます。

病原体が細菌の場合、侵入した病原菌に選択的に働く抗体が作られます。抗体は、細菌の特徴的な構造部分を抗原として鍵と鍵穴のようにガッチリと結合し、貪食細胞に対し「敵はここにいるぞ」とばかりに、攻撃目標になるように働きます。細菌が分泌する毒素に対しても抗体は機能し、毒素に結合することによって毒素の形を変えるなどし、毒性が機能しないようにします。

これらが獲得免疫ですが、初回の獲得免疫が働くまでにタイムラグがあるのは、抗体を作る細胞が、抗体を作る準備をするための時間が必要だからです。しかも、初回感染では免疫（抵抗力）の強さも弱いという弱点がありますが、同じ種類の細菌に複数回感染されることによって免疫機能は素早く反応できるようになり、しかも、感染を繰り返すたびに抵抗力も強力になっていきます。これを「ブースター効果」といいます。

ワクチンの中には、小児期に何度も繰り返し接種しなければならないものもあり、それらについては第４章で紹介しますが、その理由はブースター効果を得なければ、十分強力な獲得免疫を育てることができないためです。

図1-12　ブースター効果（不活化ポリオワクチンの場合）

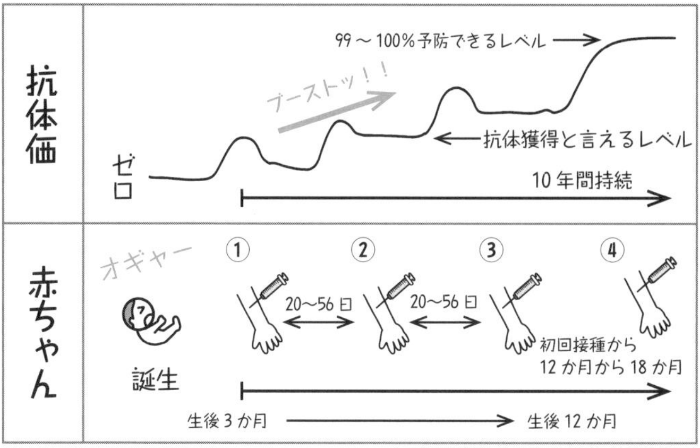

Column

日本では知られていない世界的に有名なトキソイド学者「ルビー・広瀬」

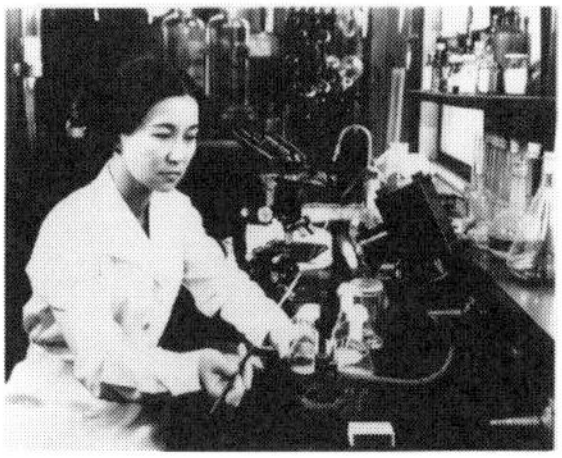

ルビー・広瀬は米国の日系二世で、生化学者・細菌学者でした。ワシントン大学を卒業後、シンシナティ大学を経てウィリアムS.メレル研究所で血清療法と抗毒素の研究に取り組みました。1940年、アメリカ化学会で化学の功績が認められた10人の女性の一人に選ばれました。当時は化学の領域に女性が進出し始めたころで、米国における最初期の女性科学者の一人です。後に小児麻痺ワクチン、ジフテリア毒素ワクチンの開発に大きく貢献しました。

https://en.wikipedia.org/wiki/Ruby_Hirose

1-12 病原体がウイルスの場合は細胞性免疫

ワクチンは最前線ではT細胞を刺激する

ウイルスに感染した場合も、すぐにリンパ球がやってきます。しかし、病原菌と違って、ウイルスの場合に問題となるのは、病原菌は免疫細胞の目の前にいるので攻撃しやすいのに対し、ウイルスはヒト（自己）の細胞の内部に侵入して増殖をしている点です。T細胞やB細胞が作った抗体はヒトの細胞の中まで入り込むことはできませんので、これだけでは打つ手がないということになります。参考までに、細菌の中でも結核菌だけは例外的にヒトの細胞の中に侵入して活動をすることがわかっています。

ではウイルスの場合にリンパ球たちはどうするかといえば、細胞表面の抗原を認識することなく、ウイルスに感染された自己細胞を把握して、自己細胞まるごと破壊してしまうのです。これはT細胞がその役目を担います。T細胞は、T細胞ごとに担当する病原体が決まっていますので、体内には膨大な役割分担をしたT細胞がいざというときに備えて待機していることになります。

麻しんなどの感染症では、弱毒化したウイルスそのものがワクチンとして使用されます。これは、ワクチン成分が細胞の内部に入り込んで作用することによって免疫機能を呼び起こす必要があるためです。これを生ワクチンといいますが、接種されたワクチンウイルスは生なので細胞の中で増殖を継続的に行います。それによって、T細胞が活性化され続け、予防効果が持続します。

このように、ワクチンは、それ自身が病原体に立ち向かうのではなく、もともと備わっている免疫を利用して抵抗力を追加するものです。

図1-13　さまざまな免疫細胞

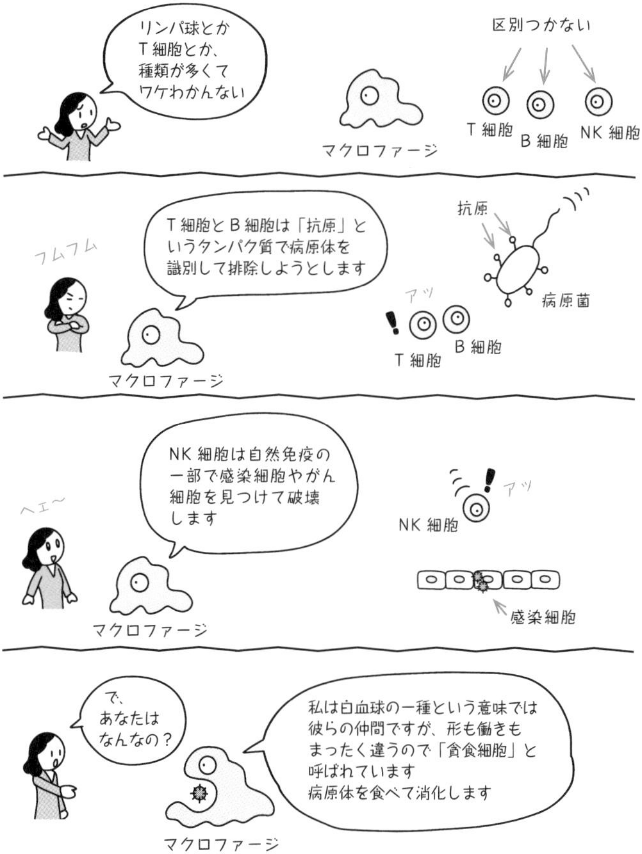

1-13 ワクチンがなくて救えなかった命の一例

ワクチンがあれば救えた命がたくさんある

厚生労働省（以降、厚労省）の資料によると、ここ30年の間に少なくとも30の感染症が新たに発見されています。これらを新興感染症といいます。1981年に出現したエイズ、2003年に出現したSARS（重症急性呼吸器症候群）、2019年末に出現したCOVID-19（新型コロナウイルス感染症）などが特に大規模感染を起こした新興感染症です。

私たちはそれら近年の感染症に対して、過去と比べれば十分よく対抗しています。それは各人の知識の向上と努力、医学の進歩、公衆衛生の向上、栄養状態の改善など複合的な要因によるものです。

しかし、100年以上も前であれば話はまったく異なります。広く知られている感染症「コレラ」の世界的大流行は1817年にカルカッタ（現、コルカタ）から始まりました。当時世界を制していた英国の侵攻と足並みを揃えるように東南アジア、アフリカ、欧州、北米へと拡大したのです。英国で最初のコレラ患者が発見されたのは1831年でしたが、コレラワクチンが発明されたのは20世紀も半ばになってのことでした。その間、英国はこの恐ろしい感染症に打つ手がなく、死者は14万人に達しました。休む間もなく、1848年にはコレラの第二波が英国を襲い、2万人近い人が命を落としました。感染者の半数は死に至ったといいます。感染者の糞便と共にコレラ菌が環境中に放出されました。当時、ロンドンの下水は何の処理もされないままテムズ川に放流されており、その川の水はロンドン市民の飲料水として使用されていたのです。現在、欧米先進国でコレラの死亡者はほぼゼロです。もし19世紀にワクチンが存在していたら、失われたほとんどの命は助けることができたと思われます。

表1-1　近年発見された感染症

流行・出現・病原体確認年	感染症
ヒト常在菌	劇症型溶血性レンサ球菌感染症
1956年	クリミア・コンゴ出血熱
1964年	ウイルス性肝炎
1967年	マールブルグ病
1968年	ノロウイルス感染症
1969年	ラッサ熱
1973年	ロタウイルス感染症
1976年	成人T細胞白血病（ATL）
1976年	エボラウイルス病（エボラ出血熱）
1976年	レジオネラ肺炎
1981年	後天性免疫不全症候群（AIDS）
1982年	腸管出血性大腸菌（O157）感染症
1982年	カンピロバクター症
1983年	ヘリコバクター・ピロリ感染症
1983年	クリプトスポリジウム症
1984年	日本紅斑熱
1986年	クロイツフェルト・ヤコブ病（CJD）
1993年	ハンタウイルス肺症候群
1997年	鳥インフルエンザ
1997年	ニパウイルス感染症
1998年	多剤耐性肺結核
1999年	ウエストナイル熱
1999年	メチシリン耐性黄色ブドウ球菌（MRSA）感染症
2002年	重症急性呼吸器症候群（SARS）
2002年	バンコマイシン耐性黄色ブドウ球菌（VRSA）感染症
2006年	重症熱性血小板減少症候群（SFTS）
2007年	ジカ熱
2009年	新型インフルエンザ（2009年型）
2011年	重症熱性血小板減少症候群（SFTS）
2012年	中東呼吸器症候群（MERS）
2019年	新型コロナウイルス感染症（COVID-19）

1-14 法で定めた定期接種と任意接種

ワクチン接種は予防接種法で定められている

ワクチンを接種することによって免疫力を獲得または増強させ、疾病に対する抵抗力をあらかじめ備えさせる予防接種については、日本では「予防接種法」が定められています。

現行の予防接種法において、従来は一類疾病と呼ばれていたジフテリア、百日せき、ポリオ、麻しん、風しん、日本脳炎、破傷風、結核の8疾患にヒブ感染症、小児の肺炎球菌感染症およびヒトパピローマウイルス感染症（子宮頸がん）が追加され、A類疾病（主に集団予防、重篤な疾患の予防に重点。本人に努力義務。接種勧奨あり）になりました。従来は二類疾病とされたインフルエンザなどはB類疾病（主に個人予防に重点。努力義務なし。接種勧奨なし）に規定されています。A類およびB類疾病を対象としたものを「定期接種」と言います。

予防接種法に基づく定期接種に含まれない感染症（水痘、流行性耳下腺炎など）に対する予防接種は「任意接種」と法的には呼ばれます。

B型肝炎母子感染予防事業に基づいて実施される予防接種は保険診療の扱いですが、法的には定期接種に含まれていません。日本では、予防接種の実施記録として母子健康手帳が利用されていますが、早急なIT化による予防接種スケジュール管理の負荷軽減が求められます。

1948年公布時の予防接種法は「罰則規定ありの義務接種」でしたが、1976年改正では接種義務は維持しつつも罰則規定が外され、1994年改正ではついに定期接種は「努力義務」とされました。この制度改悪によって予防種接種率が年々低下し、再興感染症流行のリスクが高まっています。

図1-14　ワクチンの種類

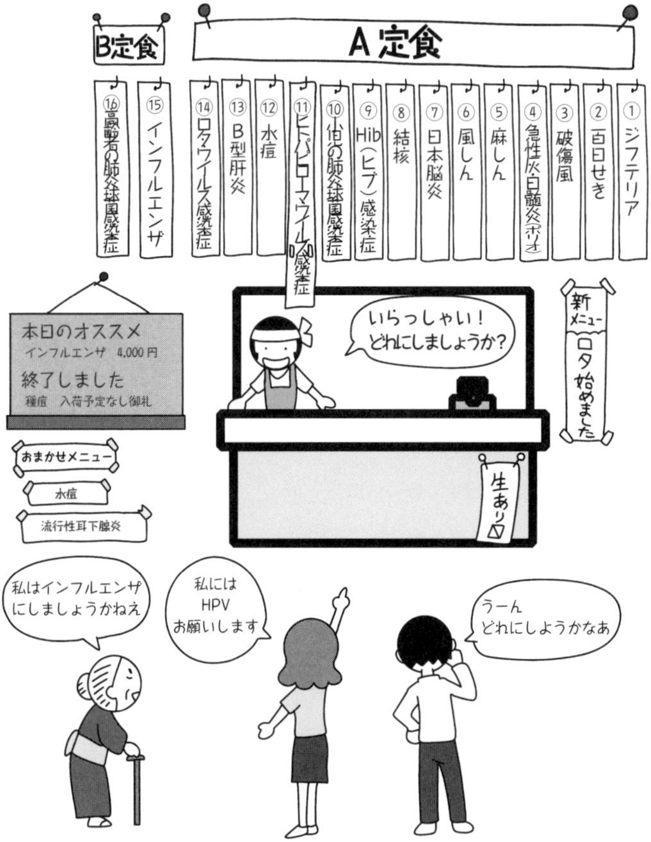

ワクチンの種類はたくさんありますが、しっかりと接種しましょう。

予防接種のスケジュールについては、国立感染症研究所のサイトに掲載されています。
https://www.niid.go.jp/niid/ja/vaccine-j/2525-v-schedule.html

1-15 定期接種と任意接種

ワクチン接種にはさまざまな規則がある

定期接種と任意接種について、もう少し掘り下げます。

定期接種は、どのような人がいつ、何回接種するべきかが定められた予防接種で、費用も全額または一部が公費でまかなわれます。対象となる感染症は前のページにまとめています。感染力の高いもの・致死率の高いものをまとめてA類疾病とし、ジフテリア、百日せき、ポリオ、破傷風、麻疹などが含まれ、多くの国民が予防接種を受けて集団予防が特に必要な感染症です。B類疾病にはインフルエンザと成人の肺炎球菌感染症のふたつの感染症が含まれ、個人での自主的な予防が期待されます。

ところで、インフルエンザワクチンは実際には受けたい人だけが受けたいタイミングで自由にワクチン接種している印象を受けますので、任意接種のように思えますが、法律上は定期接種に含まれます。

任意接種は予防接種法で定期接種に定められた以外の病気に対するワクチン接種、渡航先の感染症状況に応じて接種するワクチンなどが対象です。

特に乳幼児期にこれほどの予防接種が必要となると、心配になるのは、もし副反応が起きて後遺症が残る事態になったらどうしよう、ということですが、定期接種が原因で重篤な副作用が生じた場合には、予防接種法に基づく補償が行われることがあります。任意接種によって健康被害が発生した場合には医薬品副作用被害救済制度での補償があります。健康被害はお金で解決できるものではありませんが、そのような補償制度があるということは覚えておいて損にはならないはずです。

図1-15　乳幼児メニュー

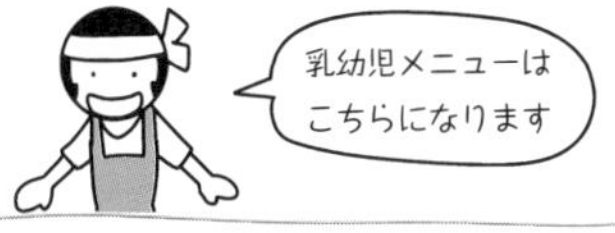

乳幼児メニュー

乳幼児期のワクチン接種（日本小児科学会が推奨する予防接種スケジュール 2020年10月1日版を元に作成）
※この表は参考資料です、実際の接種時には最新情報をご確認ください
http://www.jpeds.or.jp/modules/activity/index.php?content_id=138

- 定期接種可能な期間
- 定期接種の推奨期間
- 任意接種の可能な期間
- 任意接種の推奨期間
- 健康保険での接種時期

ワクチン	生直後	6週	2か月	3か月	4か月	5か月	6か月	7か月	8か月	9-11か月	12-15か月	16-17か月	18-23か月
ヒブ			1	2	3								
肺炎球菌			1	2	3						4		
B型肝炎（ユニバーサル）			1	2				3					
B型肝炎（母子感染予防）	1	2					3						
ロタウイルス（1価）			1	2									
ロタウイルス（5価）			1	2	3								
4種混合				1	2			3				4	
3種混合				1	2			3				4	
2種混合													
ポリオ				1	2			3				4	
BCG							1						
麻しん・風しん混合												1	
水痘											1		2
おたふく風邪											1		
日本脳炎													
インフルエンザ													

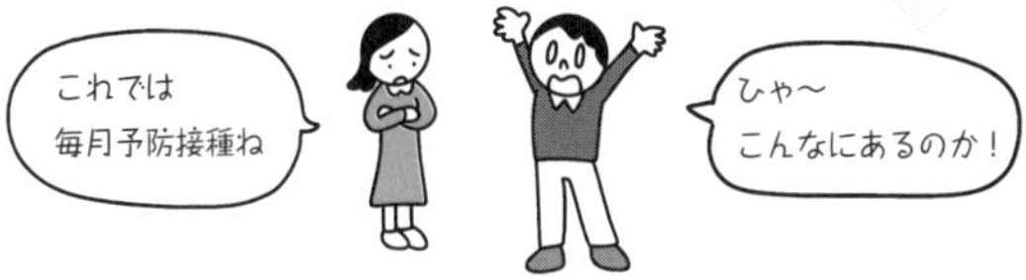

乳幼児期に接種すべきワクチンはとてもたくさんあるので、混合ワクチンなどの開発で保護者の負担軽減が望まれます。

1-16 ワクチン忌避とは

ワクチンを忌避する人がいるのは事実

ワクチン忌避とは、感染性疾患から身を守るためにワクチンを接種できる環境にあるにもかかわらず、ワクチンの接種を拒む活動のことです。

ワクチン忌避派の人たちが語るのは「ワクチンを接種すると自閉症になる」「痛がるこどもがかわいそう」「こどもは自然に育てたほうがよい」「ワクチンは病原菌」など、いずれも根拠のない、あるいは非科学的で間違ったものです。しかも、それらはワクチンを忌避する人たちの信念ではなく、ネットにそう書いてあった、誰かがそう言った、テレビのワイドショーでどこかの先生がそう言っていた、そういうネガティブな情報を盲目的に受け入れる、そういう姿勢が感じられます。

それらの意見の一部には、わかりやすい情報開示がなされない現代医療に対する漠然とした不安感の表現なのでは、と感じるものもあります。ワクチン従事者は、忌避する人たちの意見に真摯に対応・説明し、理解を求める必要があります。

ワクチンを忌避する理由として多く挙げられるのは、ワクチンの副反応問題です。2013年6月、厚労省は副反応のリスクを理由に子宮頸がんワクチン（HPV）の積極的推奨を差し控えるという行動にでました。その結果、せっかく日本国内のHPVワクチン接種率は70%前後で高止まりしていたものが、一気に1%未満まで低下し、そう遠くない将来、日本の多くの女性が子宮頸がんを発症し、苦しむことになるかもしれません。

また、この対応はワクチン忌避派の人々に「厚労省がワクチンは危険だと言っている」と曲解した裏付けを与えてしまいました。厚労省の対応には世界保健機関（以降WHO）も憂慮しています。

図1-16　ワクチンを忌避する10の理由

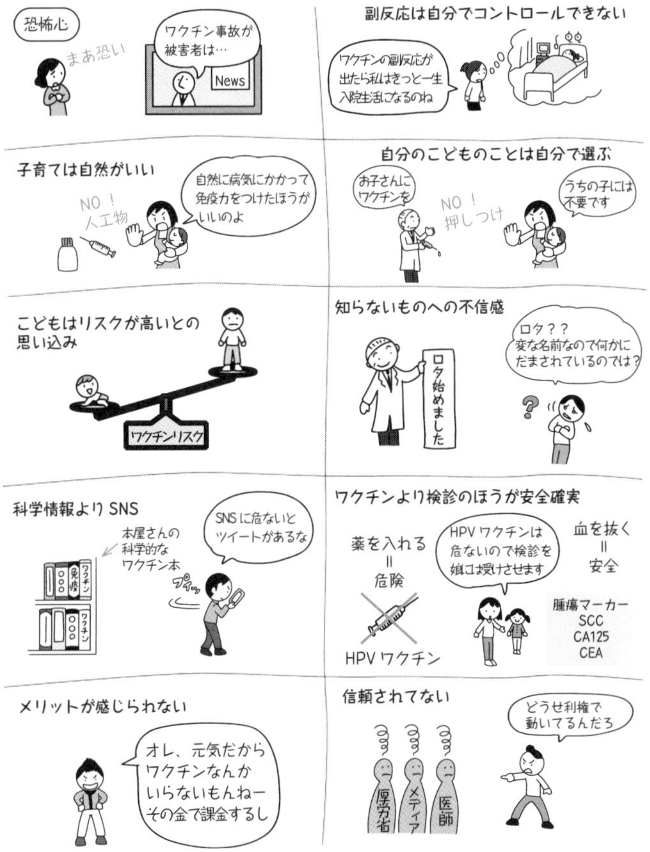

1-17 赤ちゃんへの接種の忌避感の間違い

ワクチンは赤ちゃんの獲得免疫を助ける

感染症予防上、重要度が高いと考えられる予防接種については、予防接種法に基づいて、国民に対し予防接種を受けることが推奨され、行政による費用負担も行われています。このうち、一定の年齢において接種を受けることが推奨されている「定期接種」の多くは赤ちゃんのうちに接種が行われます。これについて、頻回の通院負担が大きく面倒だと感じたり、生まれたばかりの我が子に得体の知れない病原菌のようなものに思えるワクチンを接種したりすることに忌避感を持つ親御さんもいらっしゃると聞きます。

しかし、誕生直後の赤ちゃんには、自然免疫のほかはお母さんから受け取った移行抗体しかなく、獲得免疫は不完全なため、多くの病原体にとっては格好の獲物に見えるのです。しかも移行抗体は半年程度しか持続しないので、その後の赤ちゃんは自分の力で獲得免疫を蓄えながら生きていかなければなりません。獲得免疫をワクチンではなく、病気の感染に頼るとすると、赤ちゃんにとっては非常に高いリスクとなるので、感染よりも安全なワクチン接種によって赤ちゃんの免疫獲得を助けてあげるほうが理想的です。

そのため「かわいそうだから」という感情や「ワクチンは危険だ」という誤解で予防接種を忌避すれば、その子は高い確率で重篤な感染症を発症してしまいます。世間には「病気で死ぬのは運命だから仕方ない、でもワクチンで後遺症が残ってはたまったものではない」と考える人もいるそうです。リスクはゼロではないですが、現在のワクチンは赤ちゃんに対しても非常に高い安全性が確保されています。

図1-17　VPD:ワクチンで防げる赤ちゃんの感染症

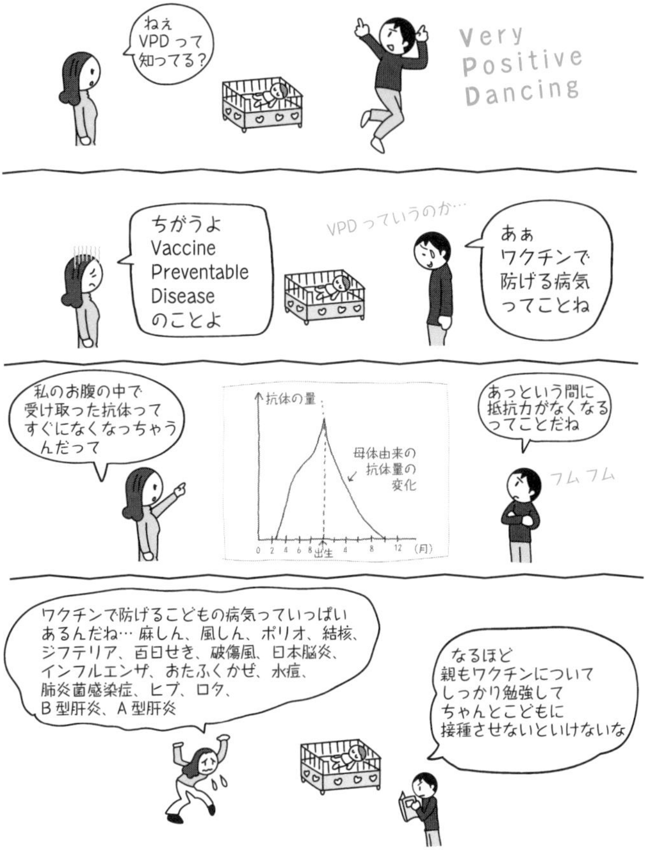

1-18 ワクチン忌避は世界的傾向

ワクチンで解決できる脅威がたくさんある

WHOは、2019年1月、「2019年の世界の健康に対する10の脅威」を公表しました。その中に「ワクチン接種への躊躇」が挙げられており驚かされました。10項目は下記のとおりです。

○ 大気汚染と気候変動
○ 非感染性疾患（糖尿病、がん、心疾患等）
◎ グローバルなインフルエンザ・パンデミック
○ 脆弱な国の保健システムの強化（貧困・飢餓）
○ 薬剤耐性菌
◎ エボラや他の高脅威病原体
○ 一次医療（プライマリケア）の未整備
◎ ワクチン接種への躊躇
◎ デング熱
◎ HIV／AIDS

しかも、10個のうちの5つは本書が取り扱うワクチンに関係するものです（上記一覧「◎」印としました）。ワクチンによる予防接種を忌避することは、大気汚染や気候変動と並ぶほど世界の健康における脅威となっているということです。ワクチンの接種により、さまざまな病気の原因となる病原体の感染を未然に防ぐことができます。それにもかかわらず、非科学的な論拠や、科学に対する無知・無関心から、自分はもちろん、自分のこどもにまでワクチンの接種をさせない状況が世界各地で起きており、感染症制圧のために尽力している人々の努力を無にしているのです。

図1-18　気候変動の脅威

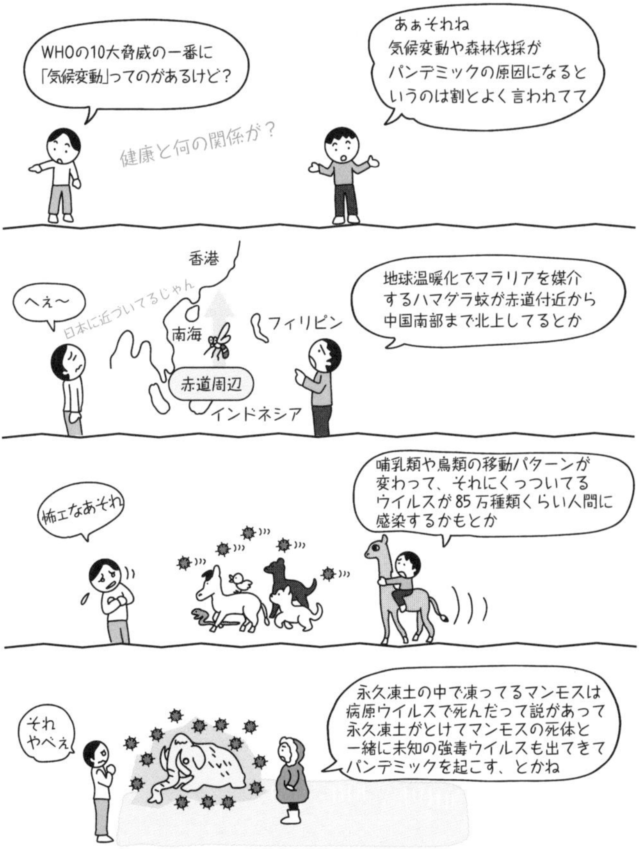

1-19 自然感染について考えてみる

ワクチンは自然感染よりメリットが勝る

自然感染とは通常の生活の中で感染症にかかることです。ワクチンを忌避する人々の間でそれが望まれる理由として、ワクチンは副反応を引き起こすリスクがあるので自然感染のほうが安全、ワクチンによる免疫構築よりも実際に病気になったほうが強固な免疫ができる、などを挙げる人がいます。

前者について歴史を検証してみましょう。1970年代に日本で百日せきワクチンを接種したこどもたちがその後に脳炎を発症する件が発生しました。当時、ワクチン接種が脳炎の原因だったという指摘がなされた結果、ワクチンを忌避する人が急増し、1974年のワクチン接種率85%が2年後には14%にまで激減しました。その結果、1979年に百日せきの大流行が発生し、1万3,000人以上が発症し、41名もの死者が出ました。ワクチン接種が積極的だった1974年の死亡者はゼロでした。その後、ワクチンの改良が進み、ワクチン接種によって、百日せきの流行も、ワクチンによる脳炎の発症も両方抑え込むことに成功しています。

後者については臨床事例を検証してみます。第3章には、ワクチンで防ぐことができる疾患を示していますが、これらはいずれもワクチンの危険性は非常に低いものです。例として、はしかの場合、ワクチンを接種することなくはしかにかかると、3割近くの人が重症に陥り、脳炎、肺炎、聴覚障害を起こす人も出ます。おたふく風邪も同様にワクチン接種をせずに感染・発症すると1,000人に一人の割合で回復不能な難聴が起きます。ポリオでも治療できない下肢のマヒになる可能性があります。一方で、いずれも、ワクチンによる重篤な被害は100万接種に数件しかありません。

図1-19　ワクチン接種と患者数

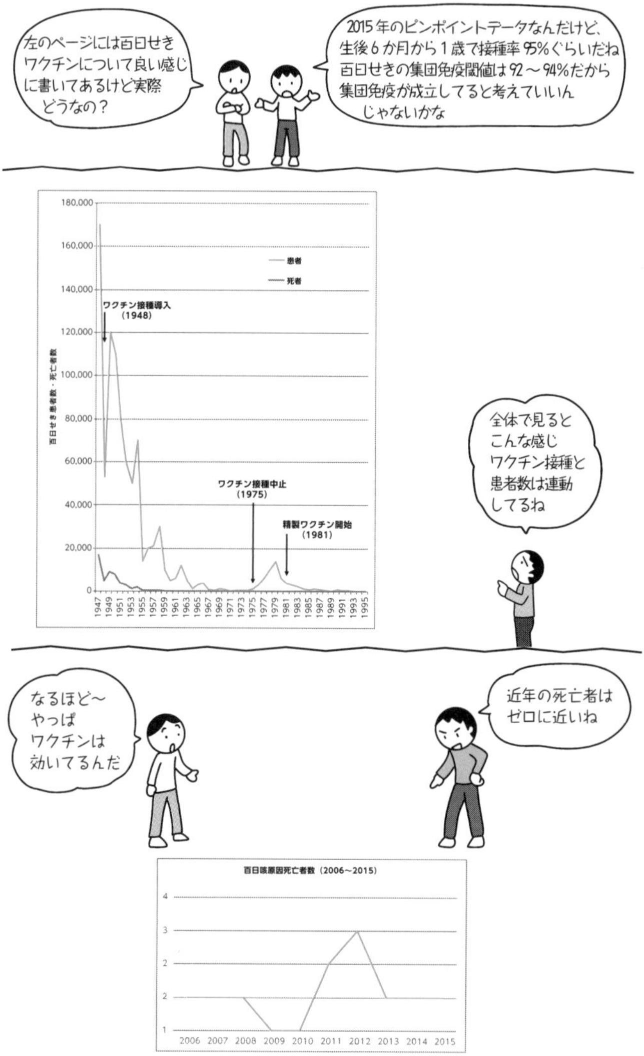

参考：国立感染症研究所「百日せきワクチン ファクトシート平成29年（2017年）」

1-20 現在どんなワクチンが使用されているのか

ワクチンにはまだ攻略できていない病気がある

ワクチンの歴史は第4章で紹介しますが、世界初のワクチンは天然痘に対するものでした。

18世紀後半ごろ、すでにウシの天然痘である「牛痘」に感染した人は天然痘に感染しなくなることが、乳搾りを仕事とする女性の間で経験的に知られていたのです。それを知った英国人医師エドワード・ジェンナー（1749-1823）は1796年、とある少年に牛痘を発症した農婦の膿を接種し、そのおよそ2か月後、さらに天然痘の膿を接種したところ、少年が天然痘を発症しないことを確認、これがワクチンの始まりとされています。

しかし、当時、この現象は天然痘に限った特殊な例として考えられ、他の感染症への応用は成されないまま人類は感染症に苦しめられ続けていました。100年近くが経過し、1870年代に入り、フランスの細菌学者ルイ・パスツール（1822-1895）がニワトリコレラの研究の過程で、ニワトリに弱毒化した病原体を接種すれば、その後の発症が防げることを発見しました。同様の手法でパスツールは炭疽菌ワクチンも開発に成功し、本当の意味でのワクチン開発の出発点となりました。

その後、インフルエンザ、子宮頸がん、麻しん、風しん、水痘、百日せき、ジフテリア、破傷風、ポリオ、おたふく風邪、B型肝炎、ヒブ、肺炎球菌、ロタウイルス、結核、日本脳炎など次々にワクチンが開発され、欧米では多くの感染症の克服に成功しました。これは、ワクチンには効果があることを示す歴史的事実です。一方で、マラリアやエイズのようにワクチンの存在しない感染症もあり、それらで苦しんでいる多くの人がいます。

Column

ジェームズ・フィップス (1788-1853)

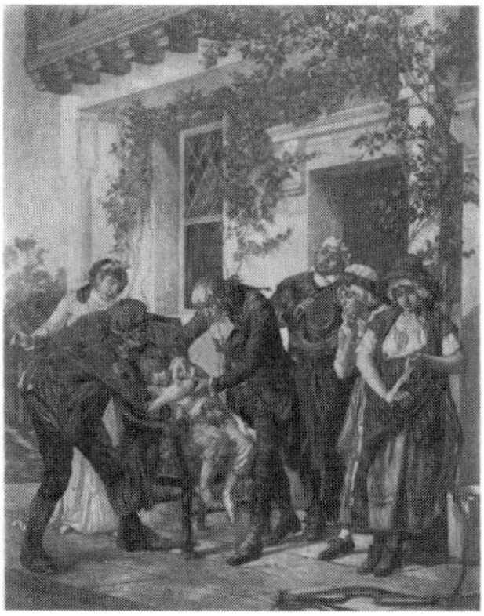

フィップスはエドワード・ジェンナーによる牛痘ワクチン接種の被験者となった人物です。

フィップスはジェンナーの庭師として働く、貧しい雇い人の父の元で誕生しました。フィップスが牛痘接種を受けたのは1796年5月14日、当時8歳でした。図は1894年ごろに制作されたフィップスが接種される様子を描いたガストン・メリンゲによるリトグラフです。

ジェンナーは彼の腕に2か所の切り傷をつけ、そこにルーシー・ネルメスという乳搾りの農婦から採取した膿を接種しました。

その9日後にフィリップスは体調を悪くし、悪寒、食欲喪失、頭痛、不眠を訴えました。ところが、翌日にはそれらの副反応は回復しました。牛痘接種の約6週間後、発症するはずの生の天然痘をさらに接種されたものの、発症しませんでした。天然痘の接種は間隔を開けて20回以上も続けられましたが、一度も発症することはなかったと言います。

ただし、牛痘を世界で最初に接種されたのは彼ではなく、1791年、当時、神聖ローマ帝国ホルシュタイン公国の3人の子供でした。ジェンナーはこのことを知っていて自ら実験を行ったとされています。ジェンナーは牛痘の結果を論文にまとめて発表した最初の人だったのです。

1-21 ワクチンの成分は?

ワクチンはさまざまな成分の混合物

ワクチンの主成分は、免疫系を呼び起こすための「抗原」となる物質です。ワクチンには、主成分のほかにもたくさんの添加物が含まれていて、「アジュバント」「不活化剤」「安定剤」「保存剤」「緩衝液」などがワクチンの構成成分です。

主成分は第3章で紹介しますが、さまざまな考え方に基づき、対象となる感染症に最適な形態が研究・開発されます。弱毒化した病原体をそのまま使う「生ワクチン」、ホルマリンなどで処理した「不活化ワクチン」、病原体の毒素を使った「トキソイド」などがあります。近年は抗原遺伝子を用いる方法も研究が進んでいます。

アジュバントは四種混合ワクチンなど一部のワクチンに添加されており、免疫の獲得を助ける作用をします。アジュバントが自然免疫を刺激し、獲得免疫が動きやすい状況を作るので、主成分の量を減らしたり、接種回数を減らしたり、作用を強化したりすることができます。安全で効果の高いワクチンを作るためには重要な成分です。

ホルマリンなどの不活化剤はワクチン製造の精製段階で除去されるので、接種ワクチン液には人体に無害なごく微量しか含まれていません。不活化剤は製造過程で主成分を不活化して感染性を失わせたり、混入する病原微生物を殺菌したりする役目を持ちます。

安定剤、保存剤はワクチン成分が変質するのを防いだり、ワクチン成分が凝集してダマになるのを防いだり、保存性を高めたりするために使用されます。緩衝液はワクチンのpHを調整して、ワクチンのコンディションを最適にすると共に、接種時に体にワクチン溶液がなじみやすく、また、できるだけ注射時の痛さを抑えるようにします。

図1-20　ワクチンの成分

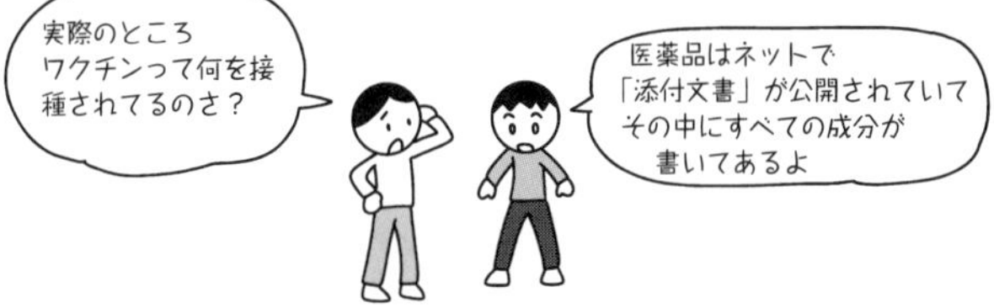

D社　インフルエンザHAワクチン　1mL（2回分）の組成

有効成分	インフルエンザウイルス（A型・B型）由来成分		
添加剤	ホルマリン	0.0001mL以下	不活化剤
	リン酸水素ナトリウム水和物		緩衝剤
	リン酸二水素カリウム		緩衝剤
	塩化ナトリウム		安定剤
	ポリソルベート80	0.0001mL以下	乳化剤
	チメロサール	0.005mg	アジュバント

（添付文書より作成）

N社　乾燥BCGワクチン　1回分の組成

有効成分	生きたBCG	12mg	
添加剤	L-グルタミン酸ナトリウム	7.5mg	安定剤
添加溶剤	日本薬局方生理食塩液	0.15mL	イオン濃度調整

（添付文書より作成）

M社　ヒトパピローマウイルスワクチン　0.5mL（1回分）の組成

有効成分	HPV 6型 L1たん白質ウイルス様粒子	20μg	
	HPV 11型 L1たん白質ウイルス様粒子	40μg	
	HPV 16型 L1たん白質ウイルス様粒子	40μg	
	HPV 18型 L1たん白質ウイルス様粒子	20μg	
添加物	アルミニウムヒドロキシホスフェイト硫酸塩（アルミニウムとして）	225μg	アジュバント
	塩化ナトリウム	9.56mg	安定剤
	L-ヒスチジン塩酸塩水和物	1.05mg	緩衝剤
	ポリソルベート80	50μg	乳化剤
	ホウ砂	35μg	緩衝剤

（添付文書より作成）

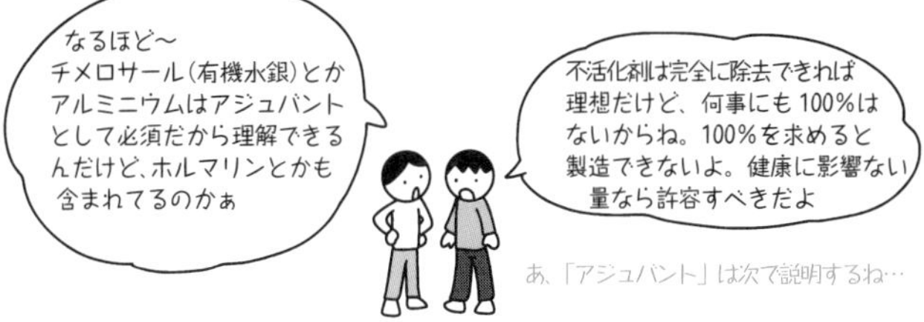

1-22 アジュバントとは?

ワクチンはアジュバントの力を借りる

アジュバントについては主成分に次いで重要な役目を担いますので、もう少し触れておきます。

アジュバントは主に免疫反応を増強する目的で添加される「免疫補助剤」です。ラテン語で「助ける」という意味の「アジュベア」が語源です。

有効主成分が持つ作用を補助したり、増強したりする目的でワクチンに添加される物質の総称で、アジュバントという名の物質があるわけではありません。主成分である抗原と組み合わせて接種することによって、抗原を不溶化することで組織中に長くとどめて抗原を徐々に長期間作用させたり、貪食細胞・マクロファージを感染部位に集合させてワクチンの効率を高めたり、細胞性免疫のＴ細胞や液性免疫のＢ細胞の活性化を促すサイトカインという物質の産生を高めたりすることなどが考えられていますが、未解明の部分も多く残されています。いずれにしても抗原性を高め、免疫反応の増強をもたらすことと、その安全性は臨床試験で科学的に示されています。

具体的なアジュバント成分としては、百日せき加熱死菌、リポ多糖類、細菌細胞壁構成成分などのような細菌由来の成分の他、水酸化ナトリウム、リン酸カルシウム、リン酸アルミニウム、水酸化アルミニウムなどを含む化学物質もアジュバントとして使用されます。水酸化アルミニウムはジフテリアや破傷風のワクチンで用いられています。「え、ワクチンにアルミニウム?」と恐怖感を持つ人もいらっしゃるかと思いますが、アルミニウムは自然界に多く存在するため、私たちは食品として日常的に摂取しており、添加されている量はそれよりはるかに少ないので心配はありません。

図1-21　アジュバントの効果

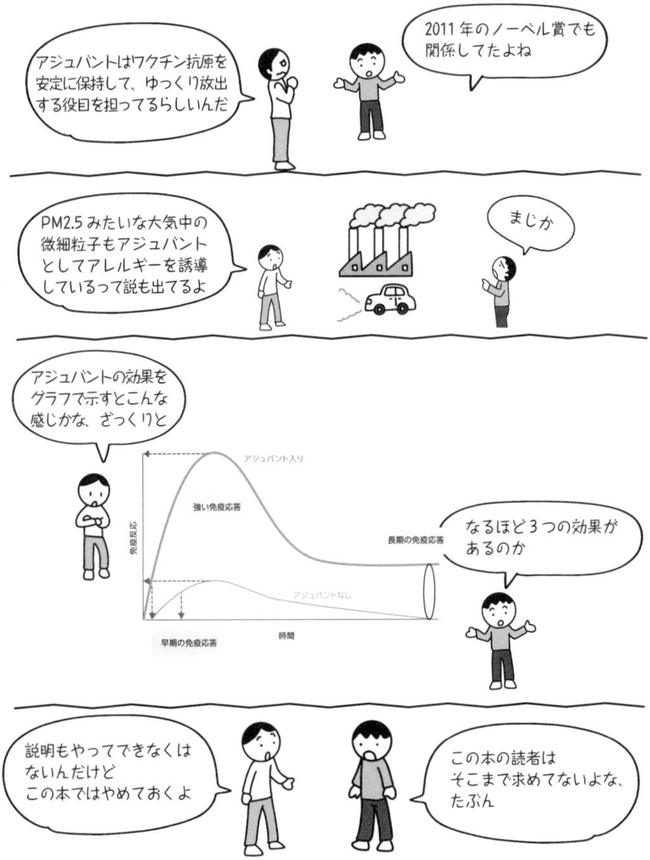

1-23 ワクチンの接種方法

ワクチン接種は負荷の小さな方法が望まれます

ワクチンを接種する経路には、皮下注射、筋肉注射、鼻から接種、治療薬のように口から飲む経口投与などがあります。

注射の場合、日本ではほとんどのワクチンで皮下注射が行われ、筋肉注射はごく一部です。テレビのニュースで欧米のワクチン接種の映像が出ると、医師が被接種者の腕に垂直に注射器をグサッと差し込んでいて「えぇぇっ」と思うことがありますが、あれが筋肉注射の様子です。海外ではほとんどのワクチンが筋肉注射により接種されます。皮下注射も筋肉注射も接種したワクチンが接種部位にとどまりやすく、ゆっくりと吸収されるのは共通の特徴で、免疫系をゆっくりと持続的に刺激することができます。

日本で皮下注射がしばしば用いられる理由は、1970年代に小児科での医療行為で社会問題が起きたためです。当時、解熱剤や抗菌剤をこどもの大腿に筋肉注射することがよく行われていましたが、それらの薬剤は浸透圧が高く、酸性度も高かったために大腿の筋肉が傷つき、筋肉が硬くなって上手く機能できなくなるこどもが多数出たのです。それ以降、筋肉注射は避けられるようになりました。ワクチンについて言えば、より体の深い部分に薬液を注入する筋肉注射のほうが、皮膚表面の腫れなどが出にくいメリットがあります。また、注射の痛さはいずれの接種方法でも同等でありながら、筋肉注射のほうが多くの量の薬液を注射できます。現在のワクチン溶液は中性で体になじみやすい組成に調整してあるので前述のような悪影響は出ないことから、近年では欧米式の筋肉注射も増えてきています。

図1-22　ワクチンの接種方法

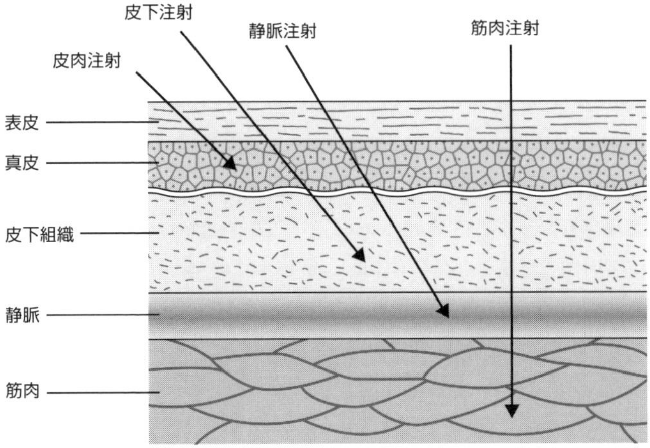

日本ではほとんどのワクチンは皮下注射だが、海外では筋肉注射がほとんどである

出典：免疫力を強くする（宮坂昌之／講談社ブルーバックス）

図1-23　ワクチンの注射部位

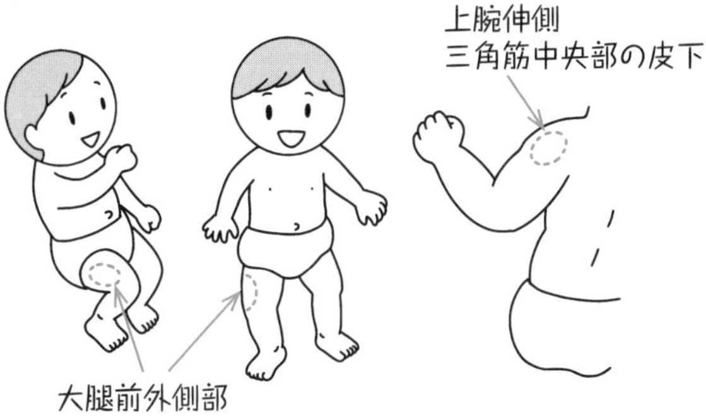

出典：免疫力を強くする（宮坂昌之／講談社ブルーバックス）

1-24 ワクチンの研究開発はどのように行われるのか

ワクチン研究は慎重に時間をかけて行われる

ワクチンは先進国を中心に世界各国の製薬メーカー・創薬ベンチャーで研究が行われています。

感染調査や試験管内実験でワクチンの候補物質が見いだされたら、それが適切に免疫反応を誘発するか、接種しても安全かが厳格に確認されます。これらの初期段階の効果と安全性の研究は、動物実験で行われます。実験動物に候補物質を接種したあとに病原体を感染させ、その後の病原体の増殖や、動物の健康状態を観察し、多くの候補物質の中から研究を先に進めるに値する物質を絞り込みます。このような基礎研究から動物実験には数年から10年の年月と数十億円の費用がかかります。

動物実験結果からヒトでも効果と安全性が期待できる物質が絞り込まれると、ヒトに接種する臨床試験（治験）が行われます。臨床試験は第一相から第三相の三段階に分けて行われることが一般的です。しかし、ワクチンは急を要することもあり、第一相と第二相が兼ねられる場合もあります。

第一相試験では、数十人の健康な成人男性に微量接種され、安全性が調べられます。この試験には1～数年を要します。第一相試験の目標をクリアしたワクチン候補物質は第二相試験に進みます。第二相試験では数百人のボランティアが参加して安全性をさらに詳細に調べると共に、接種量を増やして、どの程度の量の接種で適切な効果が現れるかの判断が行われます。この試験には数年を要し、百億円を超える費用がかかることもあります。最後の第三相試験は数百億円を投入し、数千人以上の人に接種して再度数年をかけて、有効性、安全性などの大規模試験が行われ、これをクリアして初めて当局に承認申請が行われます。

図1-24　ワクチンの研究開発

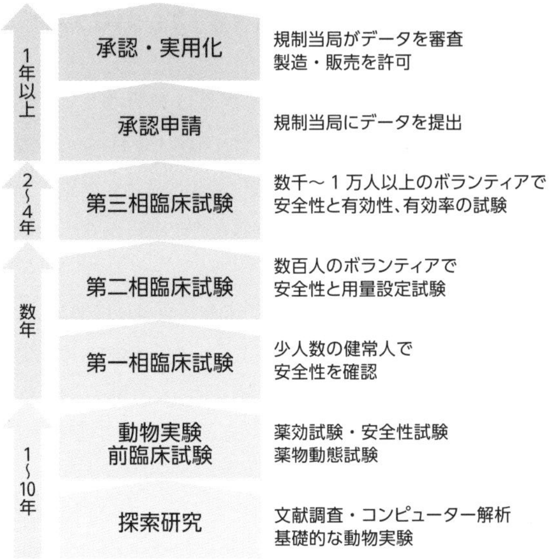

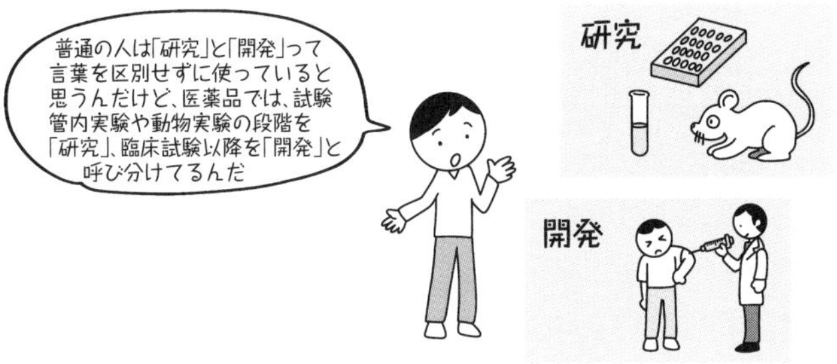

1-25 ワクチンの製造はどのように行われるのか

ワクチンの製造は厳格な監視下で行われる

ワクチンの研究開発はもちろんですが、製造にも巨額の費用がかかります。その理由のひとつは安定した品質で生産するためです。ワクチンは、いわばナマモノですので品質を高いレベルで一定に保つには多くの配慮や工夫が必要となります。

特にウイルスを抗原とする場合は、ウイルス単体では増殖しないため、ウイルスをニワトリの卵やヒトの細胞など、何かに感染させて増やすことが必要です。厳しく定められた基準をクリアして製造するには、厳格に管理された製造設備と、手順書に適切に従った細かな製造操作が必要となります。

ワクチンの製造設備は国の厳しい審査を受けて合格しなければ、研究開発で良いワクチンが見いだされてもそれを製造することはできません。試験に合格した製造設備でワクチンの原液を製造し、定められた品質管理上の試験を行い、その後の国家検定で合格をもらうまで数か月を要します。さらに、原液に必要な添加物質などを追加して、医師の元に届くバイアルと呼ばれる小瓶に充填する段階になっても厳しい品質基準をクリアしているかどうかの検査や国家検定での合格が要求されます。

ワクチンの製造工場では、製造開始前はもちろん、任意のタイミングで規制当局、日本では厚労省など、米国出荷がある場合は米国食品医薬品局（以降FDA）、さらに、共同開発品であれば、共同開発会社の品質保証部門などの立ち入り検査を受けます。そのときには工場内にはピリピリとした雰囲気が張り詰めます。そのような、非常に厳格な管理下で製造されるため、ワクチンは高い品質を保っているのです。

図1-25　ワクチン製造用株の管理

シードロットシステムの例（水痘ワクチン）

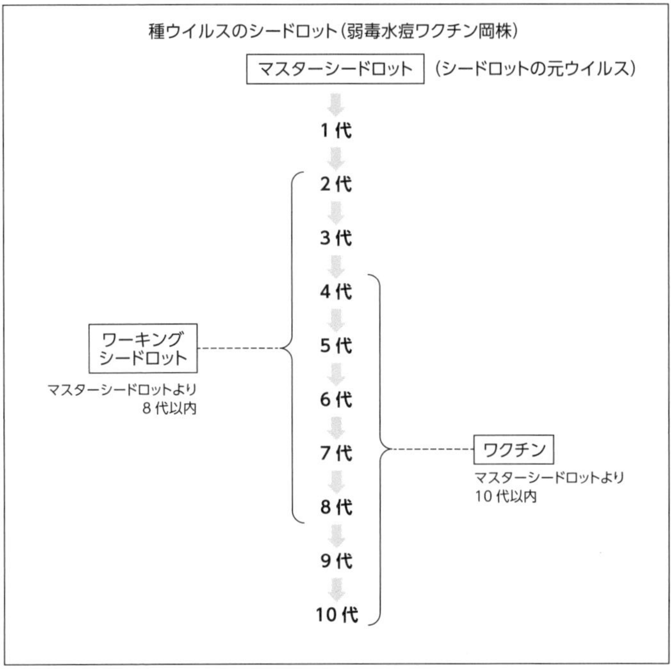

ワクチンの元になるウイルスや病原菌（製造用株）は法律に基づき「シードロット」が厳重に保存されています。この種株から製造用ウイルス（または菌）が作られますが、種株の変異を防ぐため、一定の継代数を超えないように規定されています。生ワクチンは、有効性と安全性を確保するためにシードロットが特に重要です。シードロットとは、ヒトに対する有効性と安全性が確かめられた株をいい、この株を受け継ぐ仕組みを「シードロットシステム」といいます。生ワクチンのシードロットとして使われる種株は各製造販売業者が独自に開発した株で、それぞれ厚生労働大臣の承認を受けたものです。水痘ワクチンのシードロットシステムを図に示しました。なお、インフルエンザワクチンの製造用株については、厚生労働省により流行予想株が決定され、国立感染症研究所より各製造会社へ分与されます。

1-26 ワクチンの有効率とは

ワクチンの有効率は勘違いしやすい

ワクチンには有効率とよばれる、効果の目安となる数値があります。計算式は次のとおりです。

ワクチンの有効率（%）＝{(非接種者の発症率－接種者の発症率）÷非接種者の発症率}×100

有効率の解釈には注意が必要です。よくある勘違いは「ワクチンの有効率60%」と聞いたとき「100人がワクチン接種をしたらそのうちの60人に効果が出て発症しない」と考えるものです。有効率は、そのような意味ではありません。有効率が60%を例にとって、その数値がどのような意味を持つのかを説明します。

まず、ワクチンを接種した人100人と、接種しなかった人100人（有効率は「率」で計算するので何人でもいいのですが……）を連れてきます。合計200人全員について、一定期間経過観察し、発症したか、しなかったかの調査を行い、

・接種した人では20人が発症した
・接種しなかった人では50人が発症した

とします。そうすると

・接種した人の発症率＝0.2
・接種しなかった人の発症率＝0.5

となり、上の計算式に当てはめると

有効率（%）＝{(0.5－0.2）÷0.5}×100＝60

となります。

図1-26　ワクチンの有効率

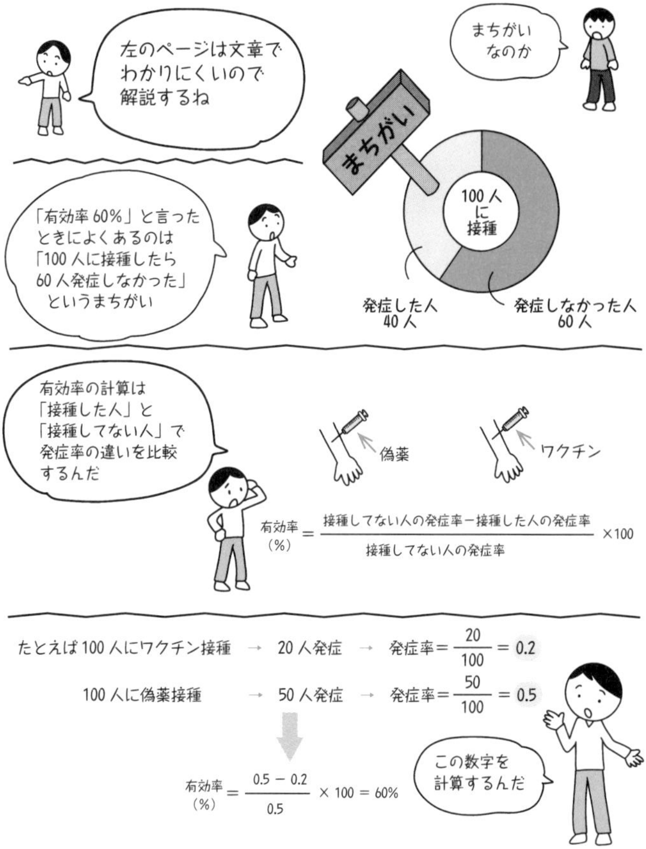

1-27 効かないことがあるわけ

ワクチンを含め100%効果のある医薬品はない

「ワクチンを接種しても効かないことがあるらしいから危険なワクチンの接種を受けるリスクを取る必要はない」「どうせ効かないのかもしれないなら自然感染がよい」という意見があると聞いたことがあります。また、そのように煽っている本を書店で見かけたことがあります。そのような本を購入するのはその本の著者に利益を及ぼすばかりか、書店に「売れている本」認定されることにもつながりますので、筆者は一切購入しませんが……。確かに、ワクチンに100%効果があると言い切ることはできません。しかし、それには生命現象とは切っても切り離せない科学的な理由があるのです。

根本的な問題として、私たちのからだの免疫には一人一人個性があります。そのため、ワクチンに限らずどのような薬でも100%効果のある薬は存在し得ません。生命現象はとてもあいまいで、「100%こうなる」というものはないのです

それ以外の科学的な理由として、近年の衛生環境の改善によって、日常的に病原体に接する機会が減り、ワクチンの効果を増強する「ブースター効果」が得にくいため、免疫の持続がしにくいこと、これを「衛生仮説」といいます。あるいは、病原菌の情報を記憶するT細胞やB細胞には、何らかの理由で記憶力がすぐに衰えてしまう場合があることなどがあります。インフルエンザについては、A型B型などの型別のほかに、細かく株に分かれていて、次のシーズンに流行する株を予測してワクチンを生産するのですが、インフルエンザの株は変異しやすいために予測が当たりにくいので、効きにくいシーズンがあることが挙げられます。

図1-27　ワクチンの効果

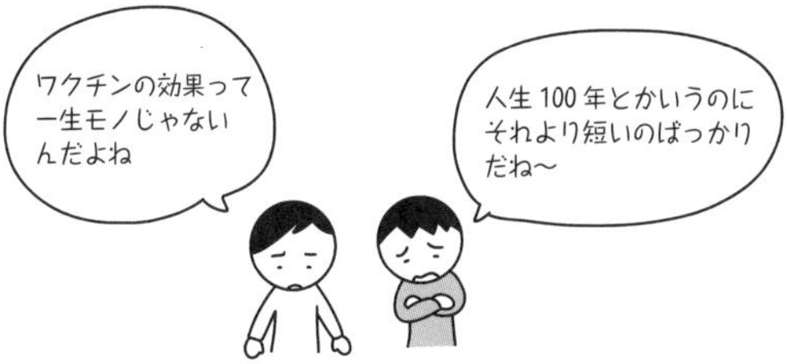

ワクチンの種類	効果持続期間
破傷風	＞50年
風しん	＞50年
麻しん（はしか）	＞50年
ジフテリア	＞50年
HPV（子宮頸がん）	＞30年
おたふく風邪	～20年
百日せき	～3年
インフルエンザ	～4か月

出典：免疫力を強くする（宮坂昌之／講談社ブルーバックス）

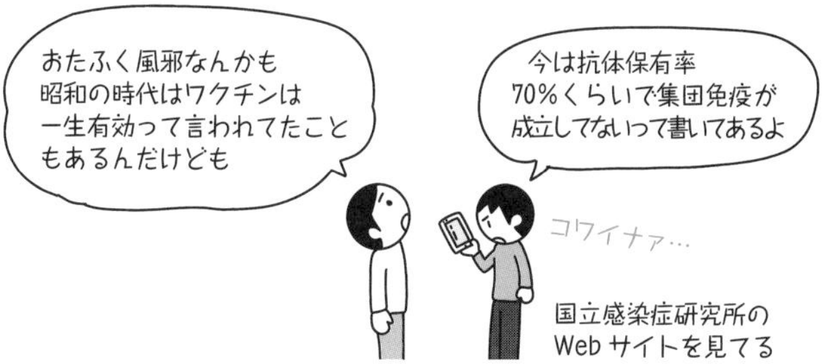

1-28 一次ワクチン不全と二次ワクチン不全

ワクチンに一生持続するものはない

　ワクチンを接種したにもかかわらず、免疫が有効なレベルにまで達しないことを一次性ワクチン不全といいます。ワクチンの効果は血中の抗体の力（抗体価）で評価しますが（抗体は免疫の武器に相当する分子です）、一次性ワクチン不全が起きると抗体価が十分に上がりません。これは、からだがワクチンに反応を示さなかったということですが、追加で接種を繰り返しても十分なレベルまで抗体価が達しない例もあります。一方で、液性免疫は上がっていないにもかかわらず、細胞性免疫のみが上がっている場合は、抗体価が上がっていなくても感染防御力がある可能性もあります。一次性ワクチン不全の原因は不明な点が多いです。

　それに対して、二次ワクチン不全とは、ワクチンを接種したことにより獲得された免疫が、時間の経過と共に減衰する、一般的に見られる現象のことです。この場合、血中の抗体価は、ワクチン接種後には上昇するものの、ある時点で防御力を失うレベルにまで低下します。麻しんや風しんワクチンは、かつては1回の接種で一生免疫が得られると考えられていました。ところが近年、ワクチン接種経験者が麻しんを発症する例が相次いで確認され、一生免疫説が覆されました。この原因が二次ワクチン不全であると考えられています。

　免疫が一生有効だと考えられた理由は、かつては日本の衛生環境が劣悪で、時折発生していた感染流行でワクチン接種者が病原体に接する機会があり、免疫が再誘発されることで免疫力が回復し、一定レベル以上の免疫を長期にわたって維持できていたものと推察されています。これが追加免疫効果（ブースター効果）と呼ばれるものです。

図1-28　一次ワクチン不全と二次ワクチン不全

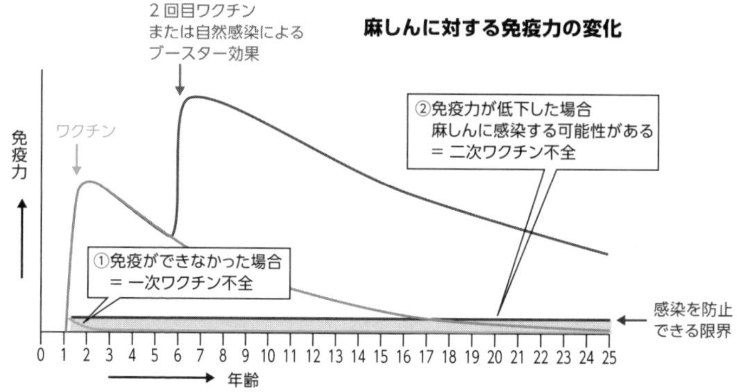

Column

ブースター効果

ワクチン接種で抗原刺激を起こし、免疫を誘導した後、同じ抗原で再度刺激されるとより強い免疫力が成立することを追加免疫効果（ブースター効果）といいます。乳幼児期の予防接種においてワクチンを複数回接種するのはこの効果を引き出すものです。下図のIgM、IgG は抗体の種類を指します。

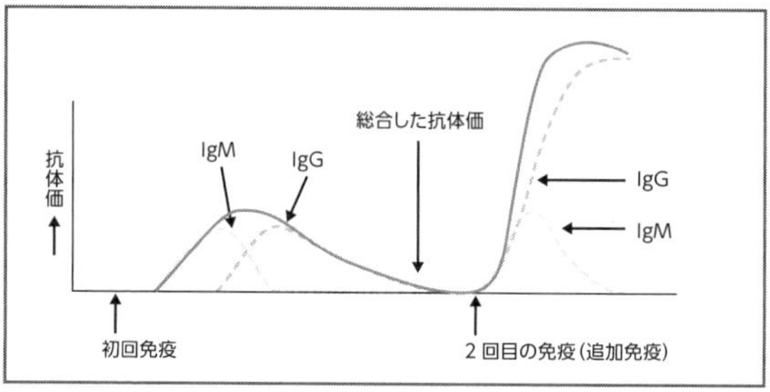

＊注　二次ワクチン不全で感染症にかかり発症した場合、症状が軽微であることはしばしば起きます。麻疹における修飾麻疹はその代表ですが、感染を防げなかったとしてもワクチンを接種することに意味はあります。

1-29 善玉抗体、悪玉抗体、役なし抗体

ワクチンは悪玉抗体を誘導することもある

ウイルスに初回感染すると自然免疫が発動し、その後に獲得免疫が構築されます。するとＢ細胞が抗体を産生するわけですが、このときに、Ｂ細胞は必ずしも役に立つ抗体だけを産生するとは限りません。抗体には「善玉抗体（中和抗体）」「悪玉抗体」「役なし抗体」の３種類があるのです。

善玉抗体（中和抗体）は、私たちが抗体に期待する、病原体を殺したり不活化したりする作用を発揮します。役なし抗体は何もしてくれない抗体です。エイズ患者の場合は役なし抗体が増えていることが知られています。また、エイズワクチンを開発しようとしても、Ｂ細胞が産生するのは役なし抗体がほとんどであり、そのようなワクチンは獲得免疫に寄与しません。

注意をしなければならないのは悪玉抗体です。悪玉抗体は、病原体の感染によってかえってウイルスの感染を増強してしまう困った抗体です。開発したワクチンが誘導する抗体が悪玉抗体だった場合は、病気を悪化させてしまいます。

麻しんワクチンやおたふく風邪ワクチンは非常に高い効率で善玉抗体（中和抗体）を誘導するのでワクチンの有効率は非常に高くなります。

悪玉抗体を誘導するワクチンはそもそも上市されませんので、例としてはネコの場合になりますが、ネココロナウイルスワクチンが該当します。ネココロナウイルスは強い消化器症状を起こすことから、愛猫家の要請に応じてワクチンが開発されたのですが、ワクチンには感染予防効果がほとんど見られず、接種後に感染するとかえって症状が重くなることがわかりました。これを抗体依存性感染増強といいます。

図1-29　抗体には善玉（＝中和抗体）、悪玉、役なしがある

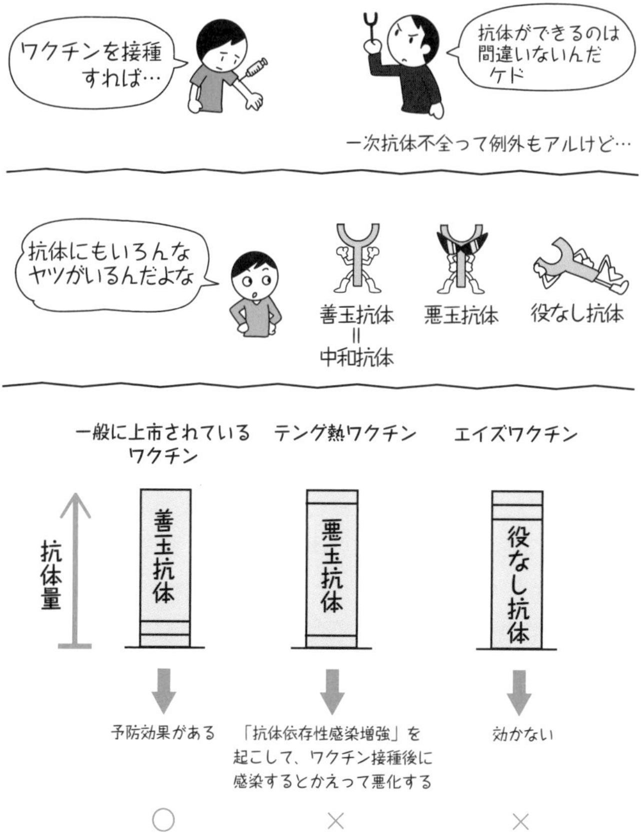

1-30 効果とリスクからワクチンを考える

ワクチンにはすべてリスクが伴う

すでに触れましたが、ワクチンや医薬品において、100%安全だと言い切れるものはありません。

極端な話をすれば、調味料として何気なく使っている食塩も、科学的に見れば危険性がある物質だとみなすこともできるのです。動物実験の結果ではありますが、体重1kgあたりわずか3グラムの食塩を食べさせただけで50%の確率でネズミは死亡するのです。これを成人男性に体重換算すれば、ステーキ1枚分よりも少ない量で死んでしまう可能性があると推測されます。

身の回りのあらゆる事物に潜むこのような危険性のことを「リスク」と呼びます。私たちは生きるにあたって、病気の予防や治療にかかわらず、常にリスクを取らなければやっていけないのです。薬局で普通に棚に並んでいる胃薬や痛み止め、あれらをみなさんは「安全な薬だ」と思って購入していますか? もしそうだとしたらそれはとんでもない間違いです。

正直言って、すべてのワクチン接種にはリスクが伴います。だからといって、ワクチンを接種しなければ感染症を発症したり拡散したりするリスクがあります。一方で、すべてのワクチン接種には効果があります。ワクチンは研究・開発段階で潜在的な危険性と、接種で得られる効果について、十分な検討が成されており、効果が危険性を遙かに上回るものだけが医療の現場に出ます。したがって、正規に出回っているワクチンが危険か安全か、という議論は行うに値しないと考えています。確かに過去にはワクチン禍はありました。しかし、そんな100年近くも前の医学の話を21世紀に持ち出しても意味がないと思うのです。

図1-30　食塩の危険性の確認方法

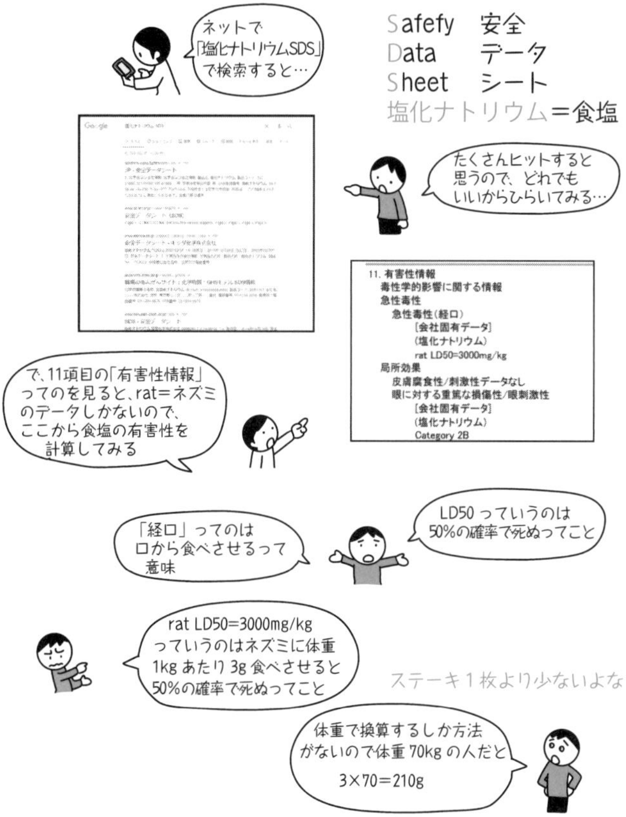

みんなもいろんな身近なものの有害性を調べてみよう！ 水とか……

1-31 ワクチンの副反応と有害事象

ワクチンに対して副作用という用語は使わない

医薬品に関しては「副作用」という言葉があります。これはその医薬品本来の治療作用以外の好ましくない事象のことで、たとえば痛み止めで胃炎が起きたならば、胃炎は副作用と呼ばれます。

一方で、ワクチンの場合は「副反応」と「有害事象」という表現が使用されます。ワクチンでみられる副反応とは接種部位の腫れ、発熱など、ワクチンの直接作用のことです。副作用という表現を用いないのは、これらはワクチン接種によって引き起こされる免疫学的な正常な体内反応によって起きるからであって、ワクチンに私たちのからだが正常に反応していることを示しているからです。したがって副作用とは意味が異なります。

たしかに接種部位が腫れたりすることは不快で不安なものかもしれませんが、それらは一過性のものであり、むしろ「ワクチンに自分の体の免疫系が反応してくれている」とワクチンの効果を実感してもらうように、前向きに捉え、副反応を理由にワクチンを忌避しないでいただきたいと思います。

これに対して「有害事象」とはワクチン接種後に起きたすべての不利益なことを包括した表現で、ワクチンとの因果関係の有無は問わない、非常に広い範囲の出来事を含みます。

厚労省がWebサイトで公開している「予防接種後の有害事象」という資料においては、「予防接種後に接種部位が腫れた」は副反応かつ有害事象。「予防接種後に交通事故に遭った」は有害事象。「予防接種後に痛みで失神した」は副反応かつ有害事象、とされています。交通事故の例などは「ええ?」と思われるかもしれませんが、有害事象の分類には「偶然の事象」も含まれるのです。

図1-31　ワクチンの副反応と有害事象

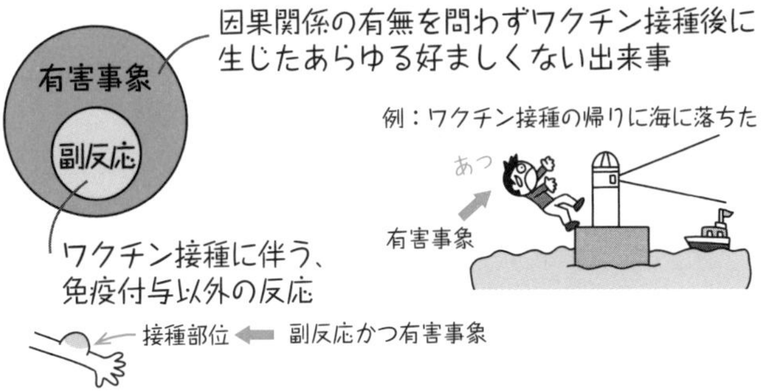

表1-2　有害事象の頻度

ワクチンの種類	100万接種あたりの有害事象の頻度
成人用ジフテリアトキソイド	0
破傷風トキソイド	0.5
インフルエンザ	2
二種混合（ジフテリア＋破傷風）	3
ポリオ	7
麻しん・風しん混合、水痘、四種混合、ヒブ、B型肝炎、13価小児用結合型肺炎球菌、ムンプス、5価ロタウイルス	10
BCG	30
1価ロタウイルス	40
2価ヒトパピローマウイルス	70
4価ヒトパピローマウイルス	90

出典：免疫力を強くする（宮坂昌之／講談社ブルーバックス）

1-32 ワクチンのリスク

ワクチンは残念なことに副反応を回避できない

前述のとおり、ワクチンは自然免疫と獲得免疫の両方を活性化させるものですので、皮膚が腫れるなどの炎症反応は予測しておくべきです。しかし、そのような急性炎症反応は一過性で、通常であれば1~2日で治まりますので、ワクチンのメリットはそれに対して十分大きいと言えます。

一方、非常に希なケースですが、より重篤な炎症反応が起きることも否定できません。その理由はすでに述べたとおり、免疫反応には個性がある、つまり、個人差が大きいためです。開発段階の臨床試験で重篤な例がなかったとしても、それは数千人から1万人規模の話です。ワクチンが医療で使用されればその千倍から数十万倍以上の回数の接種を行うことになるので、臨床試験では発生がゼロだった事例が現れる可能性は十分にあります。

残念なことに、命に関わるような重篤な副反応が起きることもあります。しかし、その確率はワクチンの種類によって異なるものの、米国におけるワクチン全体での調査ではわずか100万回に1~10件の割合であるとされています。

本書監修の宮坂先生による日本での見積もりでは、日本の新生児の出生数は年間90万人程度で、日本でもアメリカと同じ確率でリスクがあるとすると、毎年1~10人程度の乳児にワクチン接種により重い副反応が見られる計算になるとされています。我が子が1~10人の中の一人になるかもしれないと思えば、赤ちゃんへのワクチン接種をためらう親心が働くのも当然とは思いますが、この数字は、免疫が不完全な赤ちゃんがワクチンを接種せずに、感染症に冒されるリスクよりは遙かにメリットが大きいことを忘れてはなりません。

図1-32　副反応が起こる要因

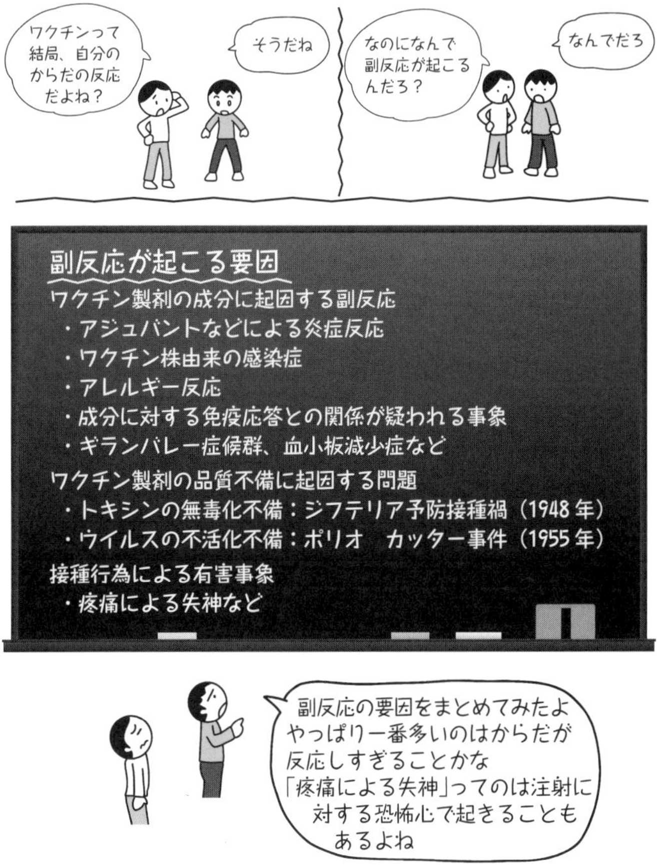

1-33 ワクチン成分による アレルギー反応

ワクチンのアレルギー反応問題は難しい

ワクチンはさまざまな成分の混ざりものですので、その中の成分に対してアレルギー反応を起こすことも可能性としてはあります。たとえばインフルエンザワクチンの場合、厚労省の資料では「予防接種を行うことが不適当な状態にある者」として「接種しようとする接種液の成分に対してアレルギーを呈するおそれのある者」と明記してありますし、「まれではありますが、ショック、アナフィラキシー様症状が見られることもあります。」とも書かれています。

厚労省は「接種液の成分に対して……」と事前の慎重な確認を言外に求めていますが、現実問題として予防接種前に全成分に対してアレルギーがあるかどうかを調べることは困難です。多くの人が「去年大丈夫だったから今年も……」とインフルエンザ予防接種を受けているのが現実ではないでしょうか。

アレルギー反応については、学校給食アレルギー反応事故の事例があるように慎重に対処しなければなりません。アレルギーは体内に侵入した外来異物に免疫が過剰に反応した状態で、軽度ではかゆみ、重篤な場合はアナフィラキシーショックという命に関わる場合もあるからです。

現在、国内で使用されているワクチンに関しては、接種の長い歴史の中で、数々のアレルギー事故などを経験し、それを教訓として製造・精製方法や成分の改良が続けられたほぼ完成形にあるものがほとんどです。タマゴが抗原ウイルスの増殖に使われているワクチンでさえ、製造者の血のにじむような努力と工夫で、タマゴ成分をほぼ完全に取り除くことに成功しています。

図1-33　誤接種に伴う有害事象

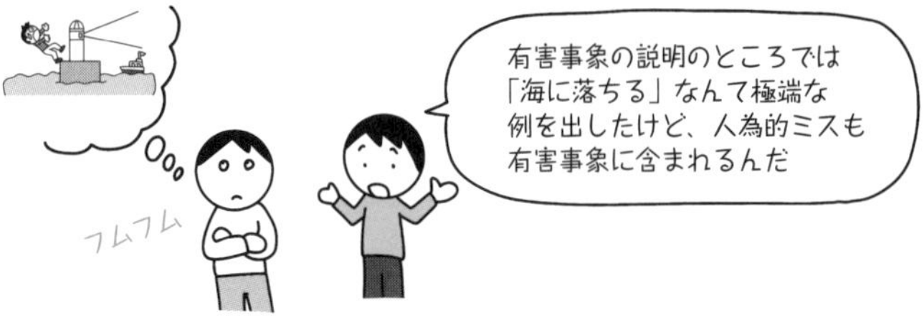

誤接種に伴う有害事象（例）

エラー		有害事象
無菌操作の破綻	・針、シリンジのリユース ・汚染	・局所の感染や炎症 ・菌血症、敗血症 ・血液由来の感染症（B型肝炎、HIV）
ワクチン準備段階でのエラー	・攪拌不足 ・溶媒の間違い ・バイアルの再利用	・膿瘍 ・ワクチン不全 ・溶媒による副作用
接種内容、接種方法の間違い	・浅すぎる接種 ・接種部位の間違い	・局所反応増強 ・神経障害
ワクチン保管法の問題		・凍結保存された場合に局所反応が増大 ・ワクチン不全
接種不適当者への接種		・避けられた副反応

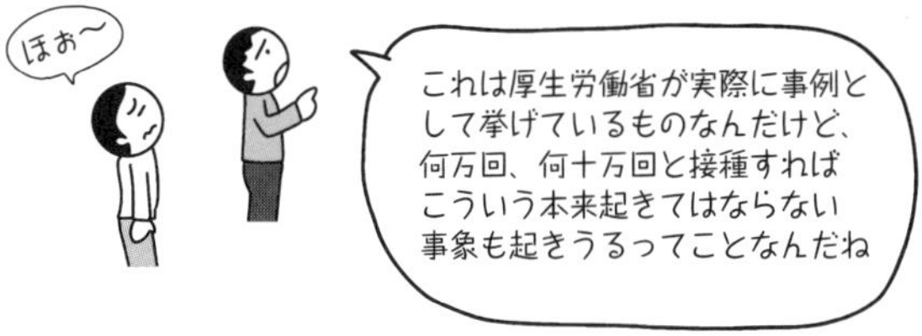

1-34 ワクチン接種による抗体非依存性過敏反応

ワクチンはT細胞の過敏反応を促すことがある

ワクチン接種後の副作用としてもうひとつ見逃せないのは「抗体非依存性過敏反応」です。ワクチンを接種すると自然免疫と獲得免疫が刺激され、B細胞が抗体を作りますが、このときに、前段階として、獲得免疫の司令塔である「ヘルパーT細胞」が刺激されます。B細胞とキラーT細胞はヘルパーT細胞の指示を受けて免疫機能を発揮します。ところが、ワクチンの種類によってはある種のヘルパーT細胞（Th2細胞）を刺激しすぎるものがあるのです。すると抗体非依存性過敏反応が発症することがあります。

一例として、呼吸器感染症のひとつであるRSウイルスに対するワクチンの例が挙げられます。RSウイルス感染症において特に問題となるのは、乳幼児におけるゼーゼーと音を発する気管支炎、肺炎などです。特に乳児に感染した場合は重症化しやすく、単に呼吸器感染症を引き起こすのみならず、喘息発作の誘発・増悪因子としても着目されていますが、メカニズムについては不明な点が多いウイルスです。今のところ効果的なワクチンは開発されていないのですが、1960年代後半には不活化ウイルスがワクチンとして接種されました。その結果、ワクチン接種を受けたこどもたちの約8割で発症・症状悪化が見られたのです。この原因がT細胞の異常な活性化である抗体非依存性過敏反応だったことがわかりました。ワクチンが時には症状を悪化させることを示す例です。

このような過去の苦い経験は、現在では臨床試験に生かされており、動物実験や第三相臨床試験が細心の注意を払って行われ、このような病態悪化の原因となるワクチンは上市されません。

図1-34　ワクチンによってTh2細胞が異常に活性化されると炎症反応を起こし副反応となる

ウイルスが感染したときの細胞間の指揮命令系統

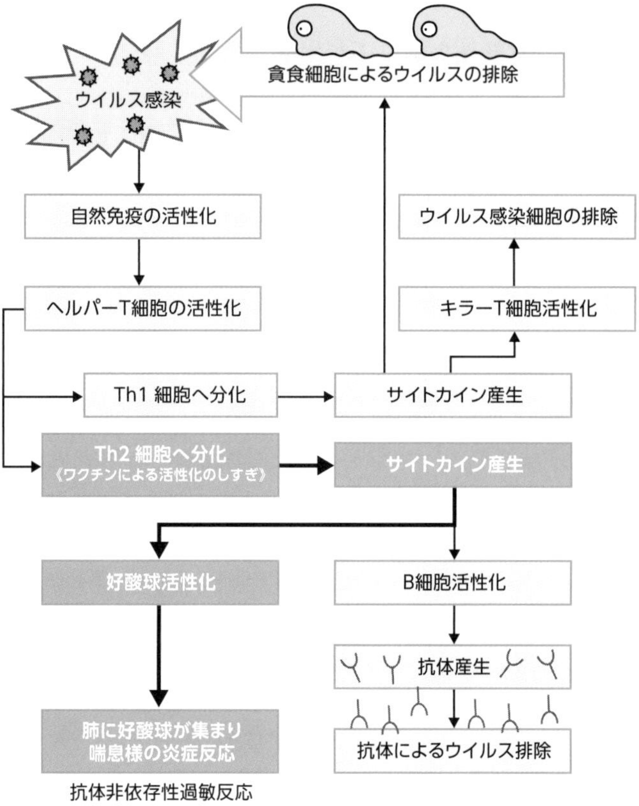

1-35 ワクチンの重篤な副反応

ワクチンは重篤な副反応が出ることが希にある

ワクチン接種の重篤な副反応として主なものは、急性脳症、アナフィラキシー、ギラン・バレー症候群、そして生ワクチンによる発症です。

急性脳症は、弱毒化されたウイルスが脳を包む膜である髄膜に達して炎症を起こすものです。意識障害、昏睡、けいれん、呼吸障害などをきたしますが、経過や治癒（予後）はケースバイケースです。

アナフィラキシーは、急激に起こるアレルギー反応の一種で、ワクチン接種後に皮膚や粘膜がかゆくなったり、息が苦しくなったり、吐き気がしたり、立ちくらみが起きたりします。症状がさらに進むと血圧が下がり、意識障害が起こり生命の危険を伴う緊急状態になることもあります。ワクチンではありませんが、ペニシリンショックは医薬品における代表的なアナフィラキシーです。

ギラン・バレー症候群は、細菌やウイルスの感染後やワクチン接種後などに見られることがあります。全身の筋力低下が起こり、運動ができなくなったり、食べ物が飲み込みにくくなったり、呼吸がしにくくなる疾患です。ワクチン接種によるものは４週間程度で軽快することが一般的です。ギランとバレーはこの疾患を発見したフランスの二人の神経科医の名前です。

また、生ワクチンによる感染発症も時に重篤になることがあります。抵抗力が弱っている老人や病人はハイリスク群となります。生ワクチンは今後順次、mRNAワクチンのような、より安全性が確保しやすい、遺伝子型に変わっていくでしょう。

図1-35　サイトカイン

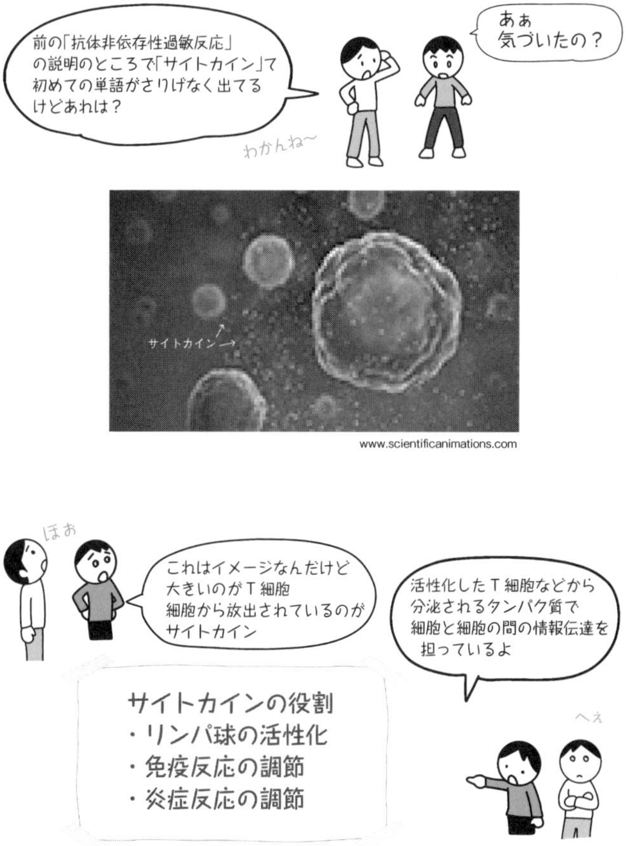

https://en.wikipedia.org/wiki/Cytokine

1-36 ワクチンで有害事象になったら

ワクチン事故には補償制度がありますが……

ワクチン接種後に重篤な健康被害が発生した場合、厚生労働省所管の独立行政法人である医薬品医療機器総合機構に対して、医療機関が報告をすることが義務づけられています。報告が行われた件に対しては、調査が行われ、調査結果は厚生科学審議会が評価を行います。

この審議会において、ワクチン接種との因果関係が認められた場合には障害年金や障害児童養育年金が支払われます。死亡に至った場合には定期接種の場合は一時金として4,400万円が、任意接種の場合はこの6分の1程度が支払われます。この制度は2年に1度見直しが行われます。

健康被害や生命はお金に換えられるものではありませんが、制度としての補償体制が整えられていることは知識として知っておいたほうがいいでしょう。

ただし、ワクチン接種後の補償体制については、救済策は十分とは言えないようです。最大の問題は「因果関係を証明することは非常に困難」である点にあります。情報が不足するなどして、因果関係を明確にすることができなかった場合、ワクチンが「有罪」であると判断できない限りは「無罪」であるとの、いわば推定無罪の原則にも似た判断が下されることが多く、十分な補償が受けられないことも少なからずあり、救済制度が十分に活用されていないようです。ワクチンの副反応の原因には、個人の体質、あるいは接種を受けたときの体調などが影響する場合もあり得ます。そのような場合はワクチンが原因とは言えないのも確かですが、この点に関しては被害者の立場に立った改善を強く求めたいところです。

Column

米国のワクチン禍補償制度

本書は基本的にワクチンに関する科学ならびに、日本におけるワクチン制度について述べていますが、補償制度については米国の状況も紹介しておきましょう。

米国には国家ワクチン被害補償プログラムという制度があり、ワクチン接種と利害関係のない独立した組織が主導しています。米国民がワクチン接種を受ける際には、1回あたり75セントを上乗せして支払い、それが補償金の原資として積み立てられます。ワクチン接種によって死亡した場合にはそこから約100万ドルが遺族に支払われ、障害が残った場合にはそれに応じた額が支払われる仕組みになっています。

これは無過失補償制度と呼ばれる、過失を証明しなければならない日本とは対極にある制度です。このような制度が組まれている理由は、ワクチン接種はリスクを伴うものという意識が行政にも国民側にも共有されており「ワクチン接種を推奨するのなら、何か起きたときにはきちんと補償しないといけないよね。障害が出た人には受益者である国民がそれを支えてあげなければならないよね」という米国らしいスタンスが感じられます。

気になる実際の支払い状況ですが、2018年のデータによると522件の案件に対して、約2億ドルもの補償が支払われているようです。単純に平均することはできませんが、1件あたり4,400万円にも相当します。日本の年間100件強、支払額は医療費や医療手当のみというお寒い状況は改めていく議論が上がってしかるべきと思います。

1-37 ワクチン接種前後の注意事項

ワクチンは体調が良いときに接種しましょう

ワクチンの効果を最大限にして、リスクを最低限にするためには、守るべき約束があります。

接種前には、接種の時期が適切かどうかを確認してください。時期を外すと接種前に感染して発病したり、大きな感染リスクを抱えたまま日常生活を送ったりすることになります。そして、予防接種は体調が良いときに受けるのが原則です。何か不安がある場合には、必ず接種医に相談しましょう。注射が苦手な人はベッドに横になった状態で接種を受けることで、気分が悪くなることを防ぐこともできます。

予防接種を受けた後、重篤な副反応は、多くの場合、接種30分以内に起きます。厚労省は、予防接種後はしばらくの間、接種した医療機関にとどまることを推奨しています。しかし、大病院であれば待合室で様子を見ることも可能でしょうけれど、開業医では難しいでしょうから、何かあれば接種医に駆け込めるように、接種後すぐに新幹線に乗って出張……などは避けるべきです。

接種後に血圧が下がって顔色が悪くなり、時に気を失って倒れることがあります。これは、血管迷走神経反射といい、安静にしていると回復します。極度に緊張していたり、疲れていたりするときに、痛みや不安が原因で起こりやすいので、注意が必要です。また、接種部位は揉みません。入浴は接種後1時間が経過して以降に行い、接種当日は激しい運動は控えて静かに過ごしましょう。

図1-36　ワクチンをニワトリのタマゴで作る

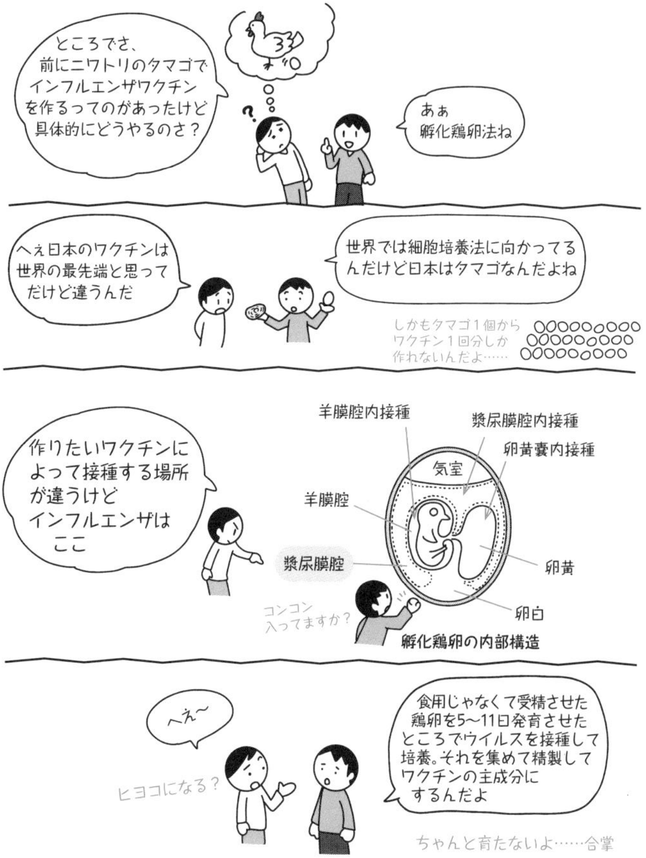

1-38 赤ちゃんとワクチン

ワクチンは赤ちゃんを守る重要な手段

赤ちゃんはお母さんの胎内にいるときから、胎盤を介して抗体を受け取り、免疫が構築され始め、誕生時には必要最低限の免疫は持っています。しかし、胎内では病原菌に感染する機会がないので、獲得免疫がありません。獲得免疫は、出生時やその後に、空気中あるいは抱っこした人経由などで雑菌をうつされて、時間をかけて獲得されていきます。したがって、出産後、当分の間は、十分に感染症から保護してあげる必要があります。

授乳期の赤ちゃんは、母乳を介してお母さんから引き続き抗体を受け取りますが、そのような抗体は永続的ではなく、数か月で失われてしまうことがわかっています。また、何らかの理由で母乳を摂取できない場合は必要となる抗体も得られないのでなおさらワクチンによる保護が必要です。

赤ちゃんがかわいそうと、ワクチン接種をためらうケースも耳にします。その気持ちはわかるのですが、私たちが雑菌だらけの環境で過ごしていることを思い出せば、何のワクチン接種もなく赤ちゃんを外界にさらすほうがいかに危険なことかが理解していただけるのではないかと思います。

日本では、生後2か月からワクチンの接種が始まります。ワクチン接種回数は合計15回以上にもなり、毎月のようにワクチン接種が続くことになります。これは子育ての上では大きな負担になることと思います。そのような負担を軽減するために、同時接種と呼ばれる、複数のワクチンを同時に接種する方法があり、海外ではすでに広く行われています。同時接種は保護者の負担を大きく軽減し、赤ちゃんがより早期に獲得免疫を得ることにつながる接種方法です。

図1-37　こどもの定期予防接種の米国と日本との違い

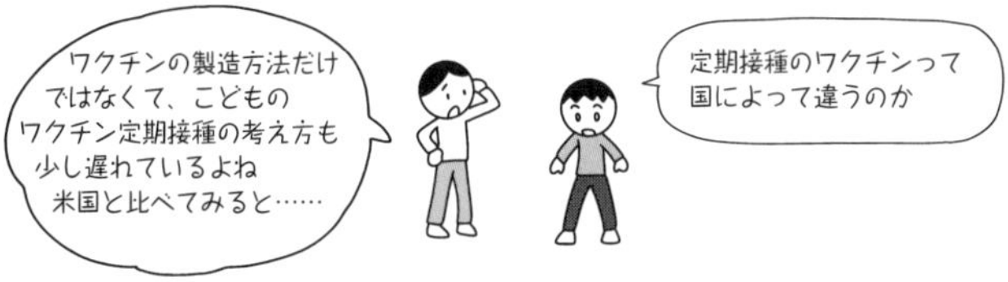

	アメリカ合衆国で実施	アメリカ合衆国で未実施
日本で実施	ジフテリア・破傷風・百日咳 ポリオ B型肝炎 麻しん・風しん 水痘 ヒブ感染症 肺炎球菌感染症 ロタウイルスによる感染性胃腸炎 ヒトパピローマウイルス（HPV）	結核（BCG） 日本脳炎 主な感染エリアは 東南アジア 南アジアなので…
日本で未実施	A・C・Y・W-135群髄膜炎菌感染症 ムンプス A型肝炎 インフルエンザ	なし

ロタウイルスワクチン定期接種は2020年10月1日から実施され、対象は同年8月1日以降に生まれた0歳児です。

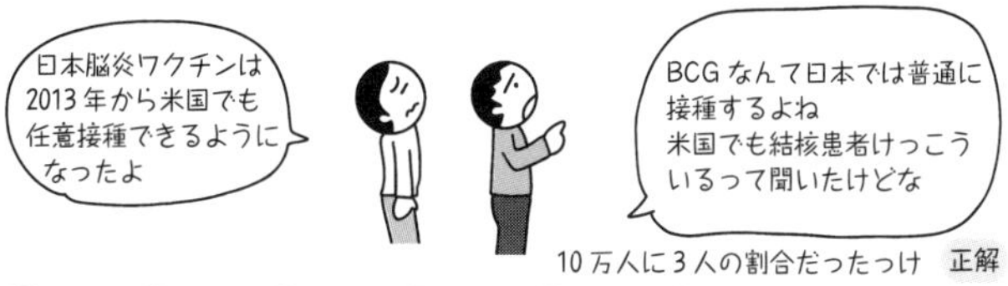

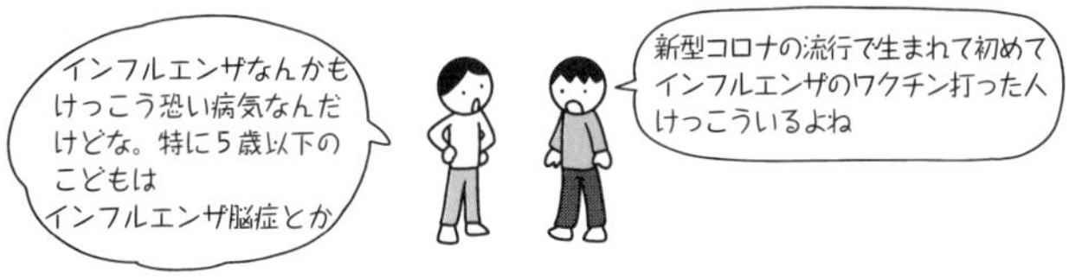

1-39 乳幼児突然死症候群との関係はない

ワクチンに関する古い知識のアップデート

かつて、赤ちゃんへのワクチン接種を忌避する理由のひとつに、ワクチンを接種した際の重篤な副反応である「乳幼児突然死症候群」説がありました。乳幼児突然死症候群とは健康に見えていた乳幼児が突然死亡し、窒息などとは異なり、その原因がわからない病態で、SIDSとも呼ばれます。発症は1歳未満の乳児に多く見られ、厚労省のデータでは2019年に78名の乳幼児がSIDSで亡くなっており、乳児期の死亡原因としては第4位となっています。

日本においては2011年にヒブワクチンと小児用肺炎球菌ワクチンを含むワクチンの同時接種を受けた乳幼児の死亡が7例報告されたことがありました。それがきっかけで、ワクチン接種とSIDSの因果関係に関する議論が持ち上がり、厚労省が全国的な調査を行っていますが、残念なことに、いまだに結論は出ていません。

参考事例として、米国疾病管理予防センター(以降CDC)はワクチン接種とSIDSの間に因果関係はないと結論しています。

その理由は、赤ちゃんの仰向け寝を推奨するようにした結果SIDSが急激に減少したこと、ワクチンの接種率とSIDSの発症率に相関がないことなどが挙げられています。SIDSは生後6か月までに起きることが多く、この期間は、ワクチンを毎月のように接種する時期と重なるため、ワクチンとの関係が疑われたものです。厚労省では引き続き乳幼児期のワクチン接種は推奨しており、SIDSについては、保護者の対応によりリスクを低減できるとしています。

図1-38　赤ちゃんはお母さんから免疫をもらう

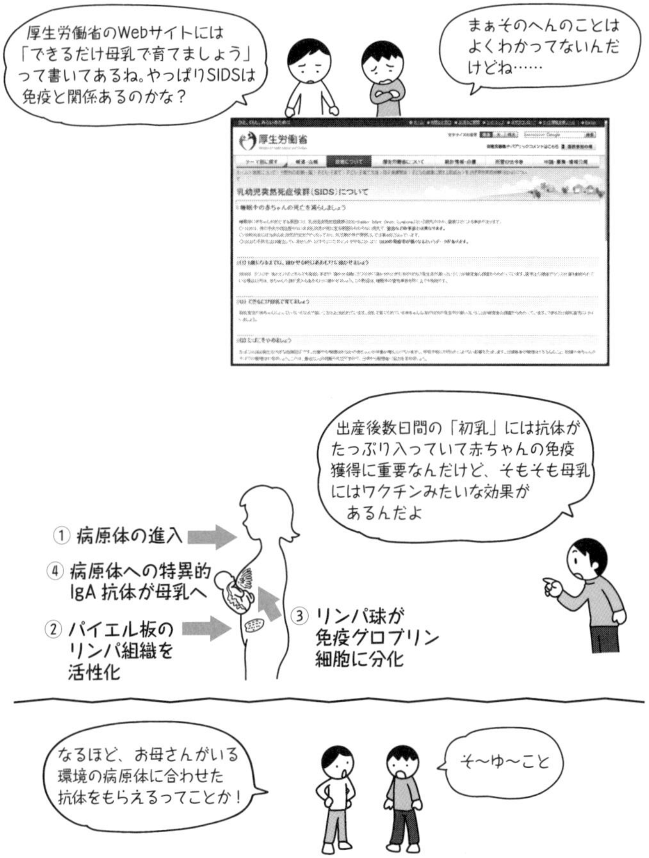

https://www.mhlw.go.jp/bunya/kodomo/sids.html

1-40 高齢者とワクチン

ワクチンは高齢者のライフスタイルに合わせて

高齢者も乳児同様に感染症から守る取り組みが重要で、ワクチン接種を重視する必要があります。にもかかわらず、高齢になるほどワクチンは効きにくくなります。ワクチンは接種者の自然免疫と獲得免疫を増強するものです。治療薬とは異なり、注射した薬剤そのものが病原体に作用するわけではありません。したがって、根本的に衰えている肉体でやっとのことで機能している衰えた免疫系に、いくら高性能なワクチンを与えても病原菌に対抗しきれないのです。結果として、たとえばインフルエンザであれば、50歳以上の有効率は最悪20%にまで低下します。

細胞学的理由としては、インフルエンザワクチンの持続期間が短いことと同じ理由で、歳をとると病原体の特徴を記憶するリンパ球のB細胞がきちんとした仕事をしないことによります。

そのようなからだの衰えによる免疫力の低下に加えて、乳幼児とは異なり、趣味やライフスタイルに個性があり、複雑です。施設で介護を受けて集団生活が増えている人はなお一層感染症のリスクが高まります。さらにそこに、相対的に大きくなるワクチンのリスクを考え合わせて接種が望ましいワクチンを検討する必要があります。

その一例が予防接種法に基づく、23価肺炎球菌莢膜ポリサッカライドワクチンです。接種は65歳以上の決められた年齢の人と60~64歳までの基礎疾患がある人が対象とされています。

インフルエンザワクチンは前述のとおり効きが悪いのですが、それでも重症化リスク・死亡リスクを明らかに下げることが報告されています。その他、重要なワクチンを次ページにまとめました。

図1-39　多様化する高齢者のライフスタイルに合わせたワクチン接種が望まれる

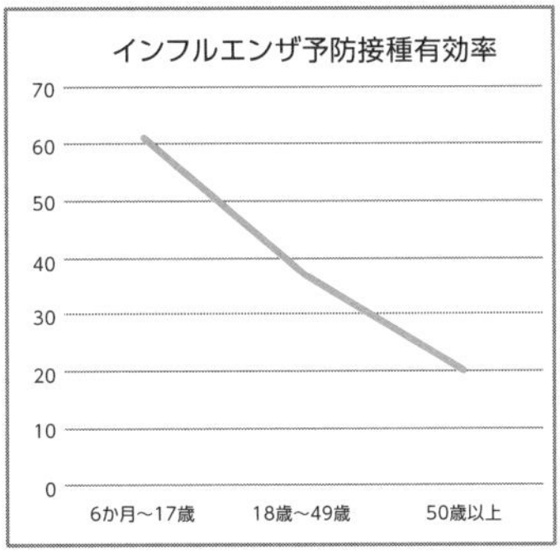

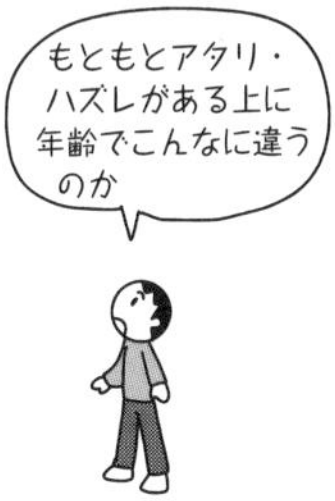

米国 CDC 発表　2018 年秋～ 2019 年春
インフルエンザワクチン接種者年齢と有効率の関係

基礎疾患に合わせたワクチン
- 悪性腫瘍
- 腎機能障害
- 心不全
- 膠原病など

ライフスタイルに合わせたワクチン
- 海外旅行
- 趣味
- 移住

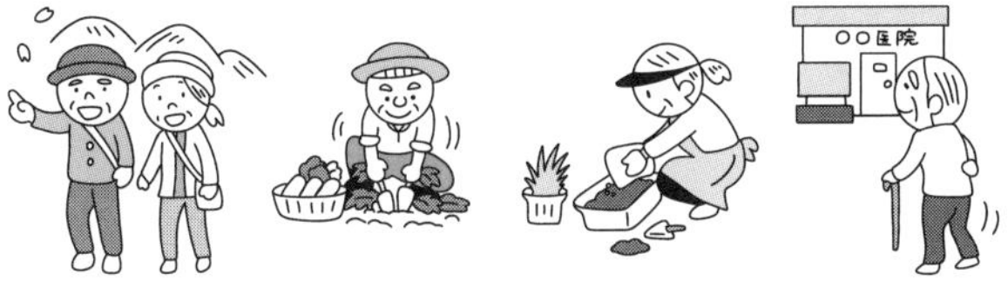

すべての高齢者に推奨されるワクチン
- 23 価肺炎球菌莢膜ポリサッカライドワクチン
- 季節性インフルエンザワクチン
- 乾燥弱毒生水痘ワクチン

1-41 海外旅行・出張・留学とワクチン

ワクチンは新興国渡航には接種が必要な場合も

定期接種と任意接種の予防接種を適切に受けていれば、一般的な先進国へ出張・旅行に行くにあたっては問題ありません。海外に拠点を持つ企業に勤めている人であれば社内のイントラネットの渡航注意喚起情報の中で、現地の感染症流行情報を得られると思いますので、念のため、そのような情報に適切にしたがって行動しましょう。

ただし、特定の地域では、そこで感染のリスクが高い感染症の予防接種が強く推奨されることがあり、場合によっては入国時に予防接種の証明書を求められることもあります。外務省のWebサイトでは地域別に感染症を含めた医療情報が発信されていますので、行き先が主要先進国であっても必ず目を通しておきましょう。

たとえば、執筆時点での米国・ニューヨーク。普通は「ニューヨークみたいな衛生的な（?）大都市に行くのにそんな特別な予防接種なんて」と思われますが、外務省のWebサイトでは、ジカ熱の流行が掲載されています。ジカ熱は妊婦が感染すると胎児に小頭症などの先天性異常が起こる可能性があるので、妊婦のニューヨーク行きはリスクが高いことがわかります。しかし、外務省のWebサイトではジカ熱に関する詳しいことはわかりませんので、今度は厚生労働省のWebサイトを確認すれば、ジカ熱のページがあり、流行地域へ渡航する際の注意事項や、治療薬に関する情報が得られます。このように情報はできるだけ公的なWebサイトから最新情報を得て対応するようにしましょう。

表1-3　渡航時などに考慮すべきワクチンの例

予防接種	対象
黄熱	感染リスクのある地域に渡航する人
	入国に際して証明書の提示を求める国へ渡航する人
A型肝炎	途上国に長期（1か月以上）滞在する人、特に60歳以下
B型肝炎	血液や体液に接触する可能性のある人
破傷風	冒険旅行などでけがをする可能性の高い人
狂犬病	イヌやキツネ、コウモリなどの多い地域へ行く人で、特に近くに医療機関がない地域へ行く人
	動物研究者など、動物と直接接触する人
ポリオ	流行地域に渡航する人
日本脳炎	流行地域に長期滞在する人（主に東南アジアでブタを飼っている農村部）
麻しん・風しん混合	海外へ渡航しない人も含めて、すべての人
髄膜炎菌	流行地域に渡航する人、定期接種実施国へ留学する人

https://www.forth.go.jp/useful/vaccination.html

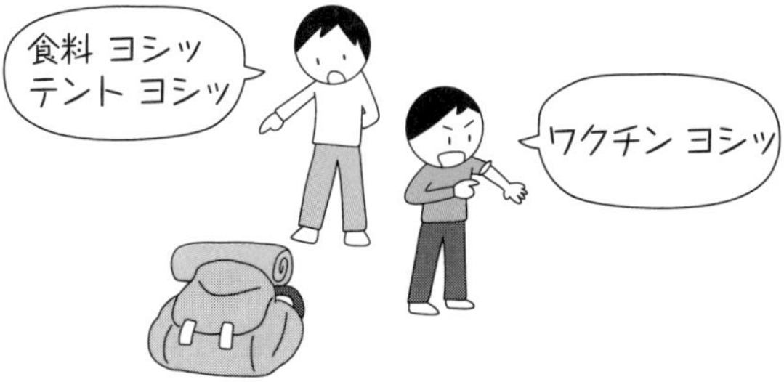

参考URL

※外務省：https://www.mofa.go.jp/mofaj/toko/medi/index.html
※厚生労働省（ジカウイルス）：https://www.mhlw.go.jp/stf/seisakunitsuite/bunya/0000109899.html

1-42 集団免疫・ワクチンは誰のために接種するのか

ワクチンは集団免疫を構築する

筆者は毎年必ずインフルエンザの予防接種を受けていますし、周囲の人にも受けることを勧めています。ワクチンを誰のために接種するのか問われれば、まずは自分がインフルエンザにかからないようにするためだと思います。誰かのために自分がワクチンのリスクを取るという考え方には賛同できません。また、接種をせずに職場などで感染症をもらってキャリアとなり、家庭に持って帰ってしまう心配は十分に配慮するべきでしょう。その次に他人の心配をします。自分の気づかないところで、たとえば満員電車などで他の人にうつす可能性も高いですし、もし、妊婦さんなどにうつしてしまうと大変なことになります。たとえ見知らぬ人であってもそのような迷惑源や加害者に自分はなりたくないと思っています。

ワクチン接種をするべきであると筆者が考える理由は、そのような自分の周囲だけの問題だけではありません。社会において、多くの人がワクチンを接種すれば、たとえば地域、たとえば職場のような集団の中で感染しない人が多数を占めるようになり、その集団全体が感染症のリスクを回避することができるようになります。このような現象を「集団免疫」といいます。集団の中にどの程度免疫を持っている人がいれば集団免疫は達成されるかは、感染症の種類によって異なります。次ページにその目安を示しました。

インフルエンザの集団免疫が達成されるために必要な免疫保有者率は30~75%と感染症の中では比較的低く、集団免疫の効果が得やすい疾患です。自分のため、そして周囲の人のためにも予防接種を受けましょう。

表1-4　感染症の基本再生産数と集団免疫閾値

疾患名	基本再生産数	集団免疫閾値
麻しん	12～18	83～94%
百日せき	5～17	92～94%
おたふく風邪	4～7	75～86%
風しん	6～7	83～85%
ジフテリア	6～7	83～85%
ポリオ	5～7	80～86%
インフルエンザ	1.4～4	30～75%

出典：免疫力を強くする（宮坂昌之／講談社ブルーバックス）

ここで「集団免疫閾値」が集団免疫獲得のために達成すべき免疫保有者の割合。「基本再生産数」は感染力の強さを示す数値で、一人の感染者が周りの免疫のない人のうち何人に感染させるのかを示します。麻しん（はしか）は感染力が非常に強く、感染者が一人出ると、その一人が周囲の12～18人に麻しんを広げてしまうことになります。しかも集団免疫閾値は90%前後ですので、集団の9割くらいの人が免疫を持っていないと、はしかの感染が続いてしまうことを意味しています。

1-43 基本再生産数・集団免疫の具体的な考え方

ワクチンの必要性は簡単な計算で求められます

感染症への対処を考える上で、一人の人が別の人の何人に感染させるかを把握することは重要で、この数値を「基本再生産数」といいます。一人の患者が完治するか、死亡するまでの間に平均して周囲の４人にその感染症をうつすとすると、その感染症の基本再生産数＝4となります。

基本再生産数＝4の場合、誰も免疫を持っていないコミュニティで一人の発症者が出ると、一人から４人、４人から16人、16人から84人……と爆発的に感染は拡大します。

ところが、４人のうち３人がワクチンを接種して免疫を持っていれば、一人の患者からは一人にしかうつさないので、患者数は増えていきません（ある人が完治するか死亡するまでを積算した値が基本再生産数なので）。つまり、基本再生産数が１未満であれば感染拡大を食い止めることができるのです。そのため、ここで数字を挙げた架空の感染症を防ぐには、４人に３人、75%以上の人が免疫を持つ必要があることがわかります。

ワクチンの有効率（1-26「ワクチンの有効率とは」を参照）が80%の場合、このコミュニティの94%の人がワクチンを接種すれば、集団免疫閾値75%を達成することができ、ざっと10人に一人は予防接種をしなくても大丈夫な計算になります。

つまり、あるコミュニティ、学校とか、地域とか、介護施設とか、そこである程度の人がワクチン接種を受けることで全員を守ることができるのです。「俺はいままでインフルエンザにかかったことなんかないから予防接種は受けないぞ」とSNSで強がっている人は、周りの大勢の人の接種のおかげで守られているのです。

Column

新型コロナでアマゾンの集落に絶滅の危機

左ページで示したとおり、感染爆発を防ぐためにはそのコミュニティにおいて免疫保有者が一定程度以上存在することが必要です。ところが、新興感染症であれば、基本的には免疫保有者はゼロですので、次々に発症者が出ることになります。したがって、発症後に医療によって回復させます。都市部ではそれも可能ですが、たとえば南米アマゾンの奥地ではどうでしょうか?

2020年4月、新興感染症である新型コロナウイルスの死者がアマゾンの孤立した集落で発生したとのニュースが世界を駆け巡りました。そのような人々は外界と接することがほとんどないので、保有する抗体も都市部の人々とは異なると思います。かつて、南米で栄えたインカ帝国の滅亡はスペイン人が持ち込んだ天然痘の流行が直接の原因だったと考えられています。

アマゾン最初の死者となった少年は、発症後3週間、何の対策もなく周囲の人と接し、数十人に病気を拡散させた可能性が指摘されました。感染源は特定できませんでした。そのほかにも、現地で医療活動にあたる医師が、ブラジル都市部で開催された学会から奥地に戻り、自主隔離規則を守らなかったために、現地の人が感染してしまったケースなども発生しました。

新興感染症はただの風邪ではないのです。ワクチンのない感染症がいかに恐ろしいものかが示されたことになりました。

1-44 意味のない感染予防対策は意味がない

ワクチンだけが科学的に正しい免疫増強法です

この節を執筆する参考にしようと思い、Amazonで「免疫　食品」で検索をしてみますと、たくさんの商品がヒットしました。冬虫夏草、乳酸菌、各種サプリメント、そして「機能性食品で免疫力を向上しましょう」的な書籍類。もちろん、商品説明に「免疫力が向上します」と書くと法令違反になる可能性があるのでそこまでは書かれていませんが、不思議なことにいろいろとヒットします。しかも（たぶんサクラだと思うのですが）どれもそれなりに☆がついています。

世の中には小麦粉でも、患者にそれと知らせずに服用させれば疾患が治まるというプラセボ効果がありますので、こういった食品に手を出すのを我慢してストレスを溜めてしまっては逆効果かもしれませんが、それでも基本的にこれらは免疫増強に寄与しません。類書によると「ヨーグルトを食べると免疫力が上がる」とか「紅茶がインフルエンザの予防になる」「納豆が効く」という話もあるそうです。これらについてネットで検索するといろいろな出所不明の情報がヒットします。

食品をバランスよく食べるのは生活の質を高める基本ですので、ヨーグルトも紅茶も納豆もバランスよく食べれば、それは確かに健康には寄与すると思いますが、それらをワクチンの代替として摂取する考え方は誤っています。科学的な根拠のある食べるワクチンもありますが、それは第6章で紹介します。私たちの生活環境は病原体で満ちあふれており、その中で私たちのからだを守っているのは免疫システムであり、それを誘導・増強するのはワクチンだけです。

図1-40　健康な生活は免疫力強化の基本

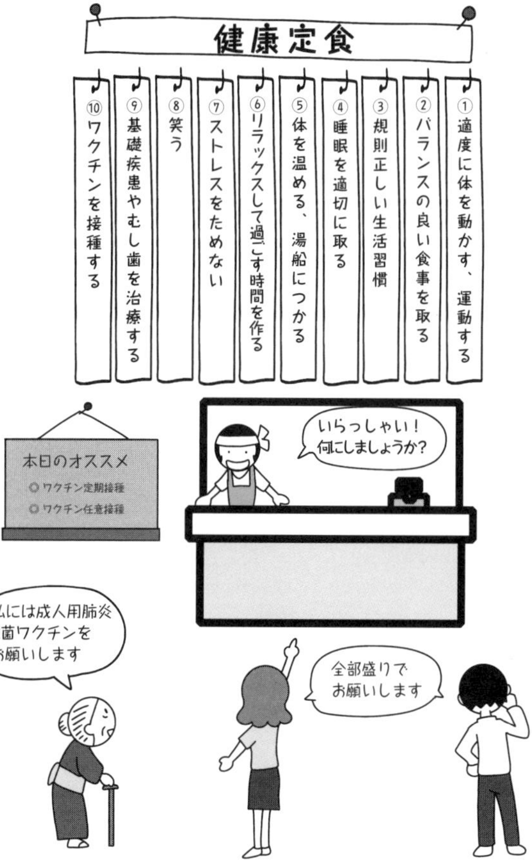

免疫力強化をサプリメントに頼る必要はありません。ごく普通の快適な日常生活を送れるよう、ひとつずつ取り組みましょう。

第2章

作用のしくみから見たワクチンの働き

この章以降は科学的な内容が多めです。ワクチンに対して受け身の状態、つまり周りに流されてワクチンを接種したり、忌避したりするだけなら科学の知識は不要です。でも、科学は人生を楽しくしてくれます。ワクチンについて、ほかの人よりも本書一冊分だけ科学の知識がたくさんあれば、その分、暮らしは楽しく、豊かになると思います。

2-1 ワクチンにもいろいろある

ワクチンは4種類に分けられる

ワクチンはその主成分、つまり免疫反応をもたらす成分の違いによって、現在は主に4つに分類できます。この分類は今後、科学の進展に伴い増えていくと思われます。

それら現状の4つとは、病原体の病原性を可能な限り低くした「生ワクチン」、病原体の感染力をなくしたものを材料とする「不活化ワクチン」、細菌が作る毒素の毒性をなくして作る「トキソイドワクチン」、そして最新の「遺伝子ワクチン」です。

さらにバリエーションとして、それぞれ何種類の病原体に対応できるかによる、1価ワクチン、5価ワクチン、13価ワクチン……などがあります。

4種の中で免疫反応を誘導する力が最も強いのは生ワクチンですが、弱いながらも生きている病原体を接種するため、発症してしまうリスクがあることは否定できません。

それに対し、不活化ワクチンとトキソイドワクチンはもともとの病原体とは異なるものを接種して抵抗力を高めようとするため、安全性が高い反面、どうしても作用が生ワクチンに比べると弱くなり、複数回の接種が必要になったり、短い期間で免疫が消失したりするデメリットがあります。

結局、現在のワクチンはすべて一長一短あるわけですが、それらの問題をクリアすべく、世界各国では、主に遺伝子組換え技術や、遺伝子合成技術を使った、これまでに存在しなかったタイプのワクチンの研究も精力的に行われています。本章では、前述の4種類に加え、現在研究中の最先端のワクチンにも触れておきます。

表2-1　ワクチンの4分類

生ワクチン	ウイルス	風しん・麻しん混合、麻しん、風しん
		おたふく風邪、水痘、黄熱
		ロタウイルス（1価・5価）
		生ポリオ
	細菌	BCG
不活化ワクチン	ウイルス	日本脳炎、インフルエンザ
		狂犬病、B型肝炎、A型肝炎
		ヒトパピローマウイルス（2価・4価）
		不活性ポリオ
	細菌	DPT三種混合（ジフテリア・百日せき・破傷風）
		肺炎球菌（23価多糖体・7価統合型）
		ヒブ
	ウイルス・細菌	DPT-IPV四種混合（ジフテリア・百日せき・破傷風・ポリオ）
トキソイド	毒素	ジフテリア、破傷風
		DT二種混合（ジフテリア・破傷風）
mRNA	ウイルス	新型コロナウイルス感染症

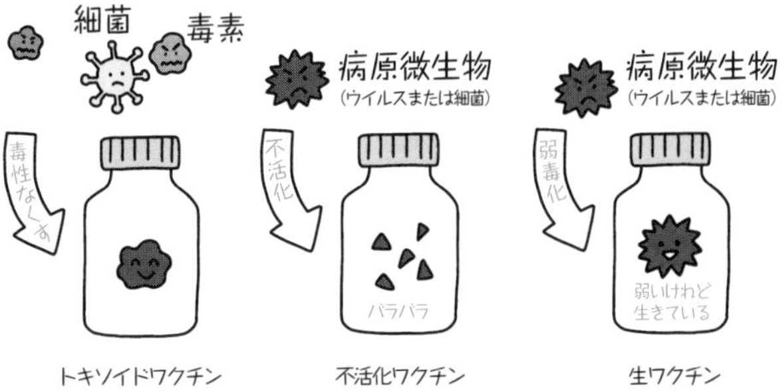

毒素や病原体を使う方法

2-2 弱毒生ワクチン

生ワクチンは病原体をまるごと使用する

生きた病原体をワクチンとして使うのが「弱毒生ワクチン」です。かつて行われた人痘のように、感染者が持つ強毒性の病原体を接種すれば発症してしまうため、病原体の毒性を人為的に低下させ、それをワクチンとして用います。初期の生ワクチンは病原体の培養を繰り返すことによって、運に任せて病原性の弱い病原体に変化させたり、培養条件を工夫することによって病原性を低下させたりしていましたが、近年は病原体の遺伝子を操作することによって、より短時間で弱毒化した病原体を作り出すことが可能です。このような弱毒化した生ワクチンは、BCG、はしか、風疹、おたふくかぜ、水痘などで用いられています。

生ワクチンは私たちの獲得免疫のメカニズムを忠実に誘導するので、あたかも実際に感染したかのような強力な免疫を獲得することができるというメリットがあります。一方で、弱毒化したとはいえ、やはり病原体を接種することになるので、免疫力が落ちている人の場合、ごく希ではありますが症状を発症する可能性があります。

どの程度希なことなのかを実例で紹介すると、すでに日本からは消滅したポリオという感染症について、かつて日本で使用されていたのは弱毒生ワクチンでした。こどもたちはこれを飲むことによって獲得免疫を得ていたのですが、440万人に一人程度の割合でポリオを発症してしまい、身体の麻痺に至った例がありました。ただし、国立感染症研究所によると、ポリオに自然感染すると、約0.1%が麻痺型症状に至るとされていることから、ワクチンを接種したほうが比較にもならないほどメリットがあることを理解することは重要です。

図2-1　生ワクチンの製造方法

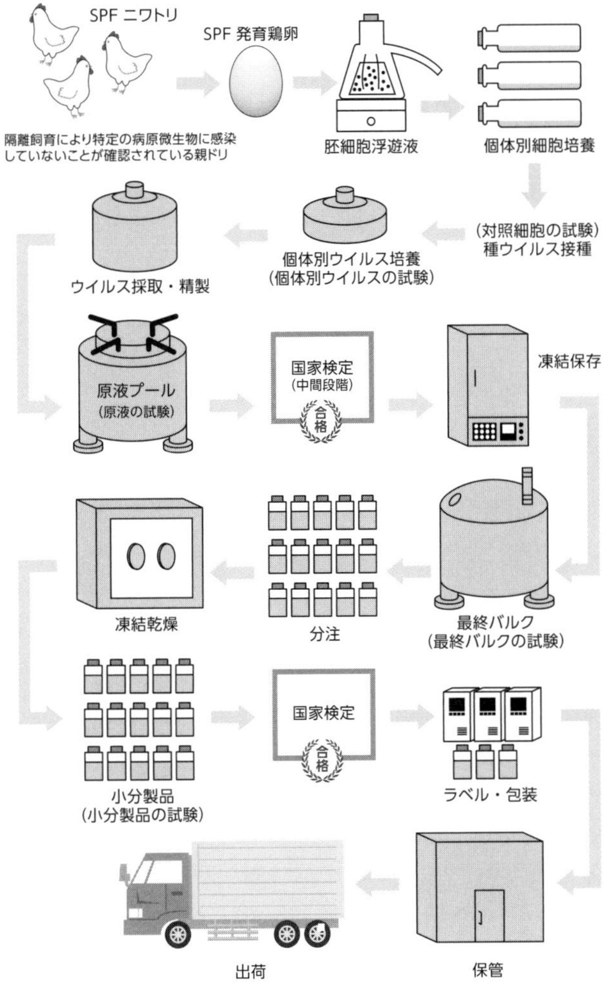

出典：「ワクチンの基礎　2020」
http://www.wakutin.or.jp/medical/pdf/kiso_2020.pdf#page=1

2-3 不活化ワクチン

不活性化ワクチンは、病原体を事前処理する

不活化とは、病原体の感染力を失わせる処理のことです。不活化ワクチンは、病原体を加熱したり、紫外線照射したり、ホルマリンなどの化学物質で処理したりして、ワクチン化します。

不活化ワクチンが使用される感染症には、インフルエンザ、百日せき、日本脳炎、Ａ型肝炎、ポリオなどがあります。アルコール消毒などによる病原体の完全な破壊も広い意味では不活化に含まれますが、ワクチンとして使用する場合には、免疫原としての活性は残すような、科学的根拠に基づく、ほどよい処理が行われます。

インフルエンザの予防接種を受ける際に、「卵アレルギーはありますか」と質問された経験がある方もおられるのではないかと思います。「インフルエンザワクチンと卵が何の関係が?」と思いながらも問われるがまま回答しておられる方が大半ではないでしょうか。理由は、不活化ワクチンでは、ニワトリのタマゴの中で病原体を生きた状態で増やす手法が広く利用されているためです。

不活化された病原体は体内での増殖力を失って弱っていますので、ワクチンとしての効果も弱く、多くの場合、ワクチンにはアジュバントを添加して、ワクチンの効果を増強しています。アジュバントについては第１章で紹介しています。

インフルエンザの予防接種を受けると、注射をした部分が赤く腫れたり、発熱が生じたりすることがありますが、これはアジュバントが自然免疫機能を刺激して局所的に炎症を起こすことが理由です。このような副反応はワクチン接種が忌避される理由にはなりますが、十分な効果を出すためには必要な成分添加です。

図2-2　インフルエンザワクチンの製造方法

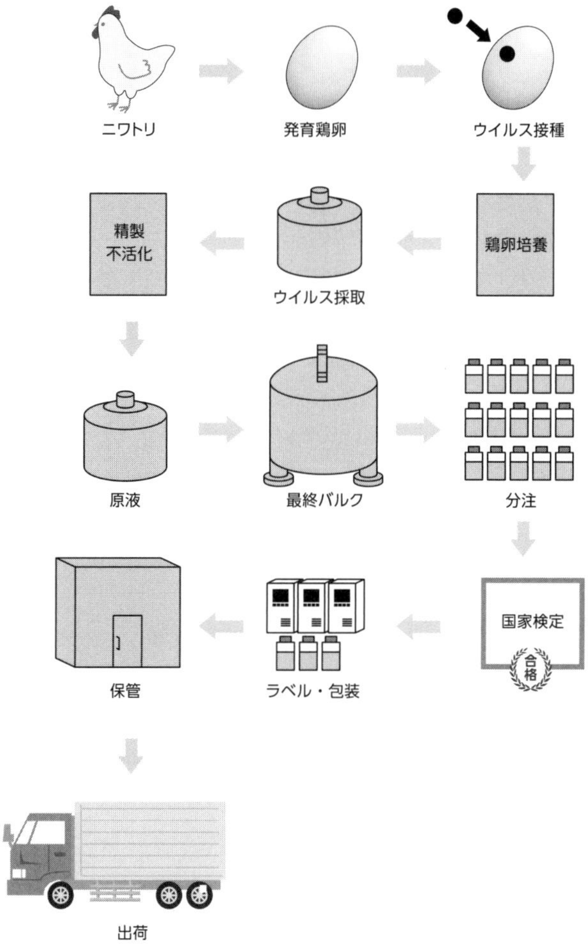

出典：「ワクチンの基礎　2020」
http://www.wakutin.or.jp/medical/pdf/kiso_2020.pdf#page=1

2-4 トキソイドワクチン

トキソイドワクチンは改変した毒素を用いる

トキソイドワクチンは、不活化した毒素をワクチンとして用いるものです。病原体が細胞外に分泌し、感染症の原因となる毒性化学物質を、ホルマリン処理、熱処理、酸処理などを加えることによって、構造を一部改変したり破壊したりして、毒性を低減あるいは無毒化します。毒素の中にはヒトの免疫で抗原として認識されるものも多くあり、それらに対して有効なため、獲得免疫が形成されます。

ジフテリア（ジフテリア毒素遺伝子を有するバクテリオファージに感染した菌がジフテリア毒素を産生）や破傷風（毒素はテタノスパスミン）がトキソイドワクチンの代表です。また、海外ではボツリヌス菌食中毒の予防や、炭疽菌テロ対策などの、感染すると致命傷となる病原菌のためのトキソイドワクチンも使用されています。ワクチンとバイオテロの関係については第6章で述べます。

トキソイドワクチンの場合、接種者はワクチン接種後に副反応を訴える率が高いのですが、これらは免疫が反応を開始し、毒素を除去しようとするプロセスに関連しており、トキソイドが毒性を発現しているためではありませんので、大きな心配は不要です。トキソイドワクチン主成分は完全に処理・精製されているので、本来の強い毒性は持っていません。

逆に毒性が弱まった結果として、体内の免疫を呼び起こす力が弱いことも多く、複数回の接種が必要となる点はデメリットです。また、ウイルスはそもそも生物ではないので毒素を作る能力も持たず、したがって、ウイルスが病原体となる感染症のトキソイドワクチンは作ることができません。

図2-3　トキソイドワクチンの製造方法

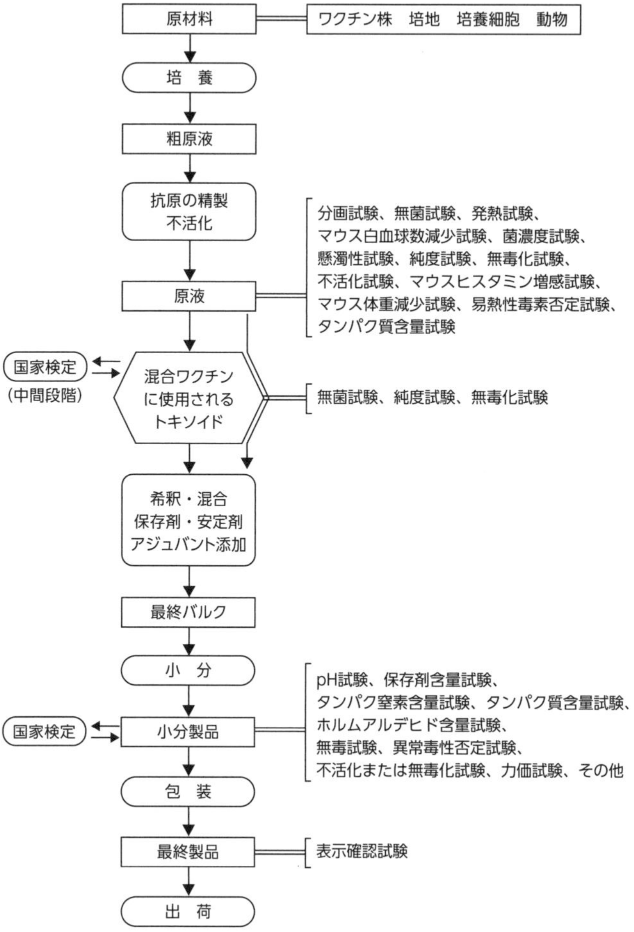

出典：「ワクチンの基礎　2020」
http://www.wakutin.or.jp/medical/pdf/kiso_2020.pdf#page=1

2-5 mRNAワクチン

mRNAワクチンは最新型のワクチン

mRNAは、抗原となるタンパク質を細胞内で作り出すために使用される遺伝子です。細胞内でDNAの遺伝情報からタンパク質が作られる仕組みは2段階に分かれます。まず、細胞核でDNAの情報が「転写」と呼ばれるプロセスでmRNAに写し取られます。次に、mRNAは細胞核から細胞質に移動し、リボソームとよばれる組織でタンパク質に「翻訳」されます。

抗原タンパク質を直接接種する従来型のワクチンと異なり、mRNAワクチンは病原体固有の抗原情報をmRNAとして接種し、免疫反応を誘導します。これは新型コロナウイルスのようなRNAウイルスが行っている感染と同じ仕組みです。

ウイルスに感染すると、免疫細胞のT細胞とB細胞が反応して免疫が活性化し、それぞれ、細胞性免疫と液性免疫を誘導します。mRNAワクチンは、ウイルスの能力を人為的に作った無害な遺伝情報で模倣して、感染に対する身体の免疫反応を引き起こすものです。

ただし、mRNA単体で接種すると速やかに分解されてしまうため、ワクチンは「脂質ナノ粒子」に封入されて接種され、そのまま細胞に入ります。以降は私たちの細胞内のリボソームで、タンパク質への翻訳メカニズムがそのまま使用されるのですが、それは実際のウイルス感染で起きることと同じです。

後述のプラスミドDNAワクチンはDNAをそのまま接種するため、プラスミドのDNA情報が、ヒト細胞核のオリジナルDNAに組み込まれる可能性が否定できません。そのため、mRNAワクチンのほうがDNAプラスミドワクチンに比べて安全性が高いとされています。

図2-4　細胞のタンパク質合成経路とmRNAワクチンの関係

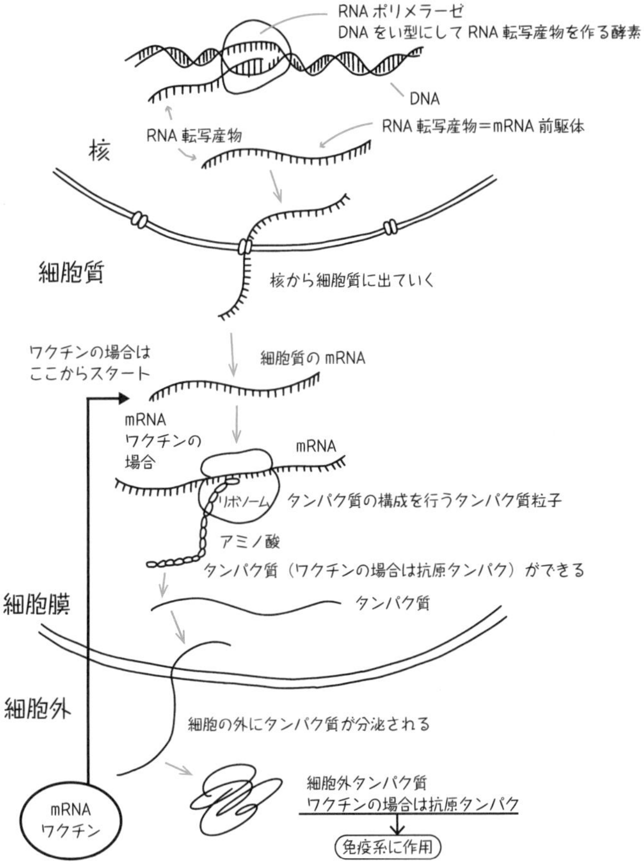

2-6 その他のワクチン

ワクチンが短期間で製造できることを目指す

「遺伝子組換えサブユニットワクチン」では、遺伝子解析で病原体の持つ遺伝子から感染に関わる遺伝子を探し出し、それを発現細胞と呼ばれる細胞に導入し、発現細胞をワクチン工場のように使用して抗原タンパク質の大量生産を行います。次に、ワクチンとして使用する成分以外の発現細胞の残骸などを除去する精製処理をすることによりワクチンの主成分とします。Ｂ型肝炎ワクチンや帯状疱疹のワクチンがこのような方法で生産されています。病原体そのものはまったく使用しないため、発症の原因となる成分が混入する危険性がなく、タマゴなどを使って増殖させる必要もないので、ほぼアレルギーによるショックのリスクもない安全なワクチンを作ることができる点がメリットです。また、ワクチンの元になる遺伝子は化学合成で作ることができるため、ワクチンの研究・製造を短期間で行うことができる利点もあります。

「多糖類-タンパク質結合型ワクチン」は、細菌感染性のワクチンとして使用されます。ある種の病原菌感染では、病原菌の細胞壁に露出した多糖類に免疫反応を起こすことがあることから、この部分を抗原としてワクチンを開発することができます。多糖類とは、グルコースやガラクトースと呼ばれる単糖分子が数個以上グリコシド結合という化学結合によって連結した化学分子（糖鎖）のことです。多糖類には生体高分子物質に属するセルロース、デンプン、グリコーゲンなどが含まれます。１種類の単糖類から形成されているものを単一多糖類と言い，２種以上の単糖類の縮合したものを複合多糖類と呼び、それぞれ種々の生理的役割を果しています。

表2-2　ワクチンの種類と特徴まとめ

	生ワクチン	不活化ワクチン	トキソイド	遺伝子組換え サブユニット ワクチン	mRNA ワクチン
特徴	・感染性（毒性）を低下させた生きたままの病原体	・病原体を処理して感染力を失わせ、抗原としての特徴だけ残したもの ・病原体の一部分	・病原体が放出する毒素を処理して毒性を除いたもの	・病原体の遺伝子を操作して、細胞に組み込み、抗原として使用可能なタンパク質を生産させる	・ウイルスの遺伝子を接種し、体内で抗体を作らせる
主な ワクチン	BCG ポリオ 麻しん 風しん おたふく風邪 水痘	百日せき ヒブ 日本脳炎 インフルエンザ A型肝炎 ポリオ	ジフテリア 破傷風	B型肝炎 帯状疱疹	新型コロナウイルス感染症
感染性	有	無	無	無	無
保存性	×	○	○	○	×
利点	・実際に感染した場合と同じメカニズムで作用するので、作用が強力 ・持続時間が長い ・接種回数が少なくて良い	・感染しないので安全 ・保存性が良い	・感染を起こさない ・免疫効果が高い ・保存性が良い	・感染を起こさない ・保存性が良い ・鶏卵を使用しない ・生産に必要な時間が短い	・感染を起こさない
欠点	・副反応として希に発症する ・日本では鶏卵を使って生産されることが多く、時間が掛かり、多くの鶏卵が必要、鳥インフルエンザにより生産が滞る可能性も考えられる	・接種回数が多くなる ・持続時間が短い ・アジュバントを添加する必要があるので接種部位が腫れやすい	・病原体の感染を防げない	・接種回数が多くなる ・持続時間が短い ・アジュバントを添加する必要があるので接種部位が腫れやすい	・特に見つかっていない

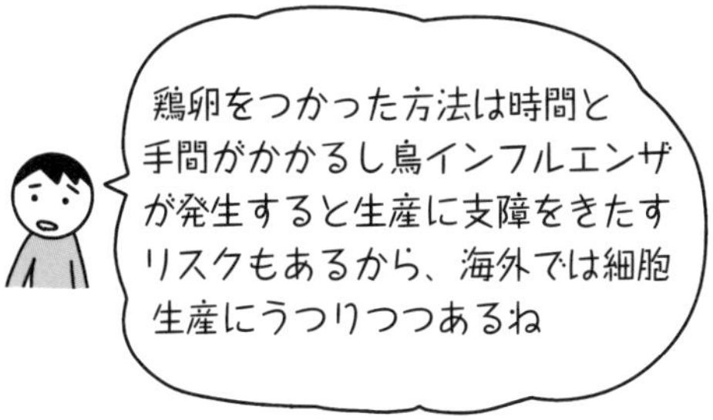

2-7 混合ワクチンと多価ワクチン

ワクチン開発は混合、多価ワクチンが主流

「混合ワクチン」は、複数のワクチンを組み合わせたものです。含まれている複数のワクチン成分が独立して別々の免疫を刺激するほか、各ワクチンの相乗的な効果も期待できるので、1回の接種量を減量することもできます。例として、ジフテリア・破傷風の二種混合ワクチンや、それに百日せきを加えた三種混合ワクチンなどがあります。

複数の免疫を同時に刺激しても、免疫が混乱したり、異常に活性化したりすることはありませんので、その点については安心です。私たちの免疫系は数十万～数百万種類の抗原に対して常に稼働、あるいは待機状態にあり、そこにわずか数種類の抗原（ワクチン）が接種されても混乱など起こすはずがありません。一部にはワクチンの同時接種は、免疫系が混乱して有害であると思い込んでいる方がいらっしゃることは残念です。

インフルエンザにＡ型とＢ型、さらに細かい分類があるように、同じ病原体であっても微妙に異なるさまざまなバリエーションがあることは一般的で、それらに対して同時に免疫機能を活性化するのが「多価ワクチン」です。混合ワクチンが複数種類の感染症に同時に免疫活性化を施すのに対して、多価ワクチンが効果を発揮するのは一種類の疾患です。インフルエンザワクチンは多価ワクチンの代表で、そのほかにはポリオワクチンがあります。どれくらいの種類のバリエーションに対応するかによって2価（＝2種類）、3価（＝3種類）のようにワクチン名に併記します。国外のワクチン開発の主流はすでにこれらのワクチンに軸足を移しています。日本では未だ単抗原ワクチンが主流です。

図2-5　病原体不活化の方法とは

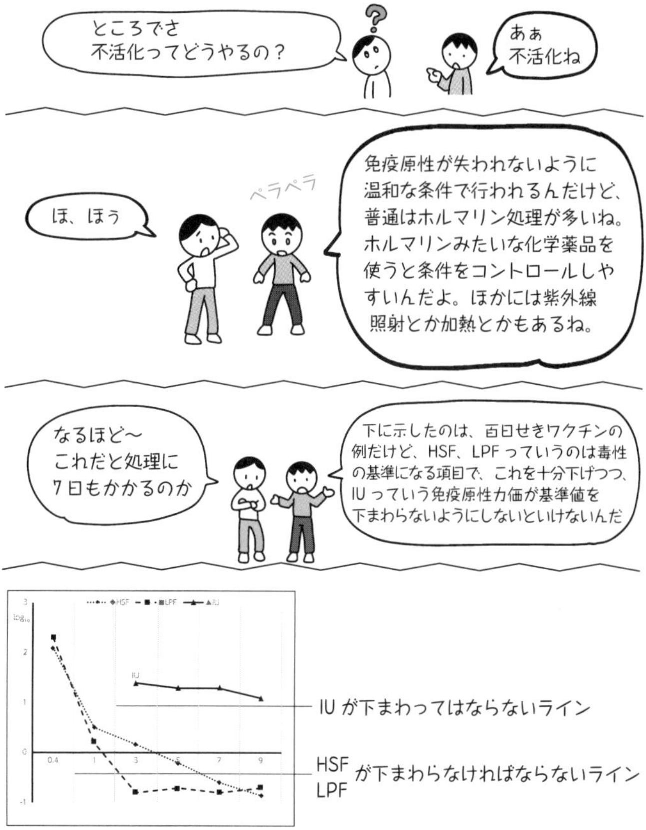

2-8 製造方法による違い

ワクチン主成分の増やし方は4種類ある

従来型のワクチンを製造するには、抗原となるウイルス、細菌、トキソイドなど病原体を特定して採取し、不活化し、増やします。ここから不純物を除いて、必要な成分を追加すればワクチンの完成です。増やし方には4種類の方法があり、

①孵化鶏卵培養法
②動物接種法
③細胞培養法
④遺伝子組換え法

のいずれかが使用されています。孵化鶏卵培養法では、インフルエンザのほか、麻しんワクチンも弱毒化した麻しんウイルスをニワトリの受精卵がある程度育った段階で接種して増殖させます。なお、タマゴは私たちが食べるものとは異なり、SPFと呼ばれる、非常に衛生的な受精卵が使用されます。食肉では、特定疾病が現れないように飼育され、生煮えでも食べられるSPF豚肉が売られていますが、そのSPFと同じ「Specific（特定の）Pathogen（病原体）Free（ない）」という意味です。

動物接種法は、かつて日本脳炎ワクチンで採用されていた方法で、マウスの脳に日本脳炎ウイルスを感染させ、脳で増殖させていました。しかし、この方法で作られたワクチンは重篤な副反応を起こす率が高かったことから、現在は細胞培養法に切り替えられています。

遺伝子組換え法は、培養と増殖が容易な酵母を利用して、酵母の遺伝子を組み換え、B型肝炎ウイルスの持つ特徴的なタンパク質遺伝子を組み込んで、酵母の細胞を工場のように利用して大量生産します。

図2-6　遺伝子組換えワクチンへの日本の出遅れ

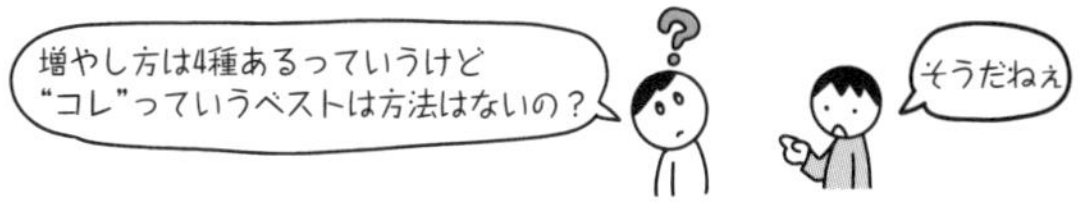

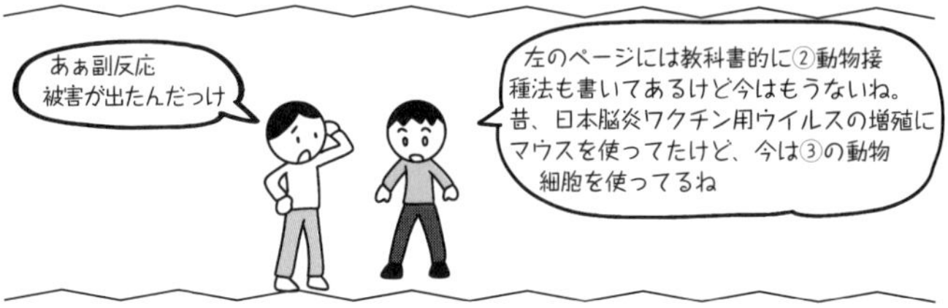

ウイルスワクチンの製造における動物および培養細胞

		不活化ワクチン	生ワクチン
動物	発育鶏卵	インフルエンザ	
	SPF 鶏卵		黄熱
培養細胞	ニワトリ胚細胞	狂犬病	麻しん、おたふく風邪、黄熱
	ウズラ胚細胞		風しん
	ウサギ腎細胞		風しん
	アフリカミドリザル腎臓由来細胞（GL37 細胞）	A 型肝炎	
	ヒト二倍体細胞		水痘
	酵母	B 型肝炎	
		HPV（4 価）	
	アフリカミドリザル腎臓由来細胞（Vero 細胞）	日本脳炎	ロタウイルス（1 価・5 価）
		ポリオ	
	イラクサギンウワバ由来細胞（昆虫細胞）	HPV（2 価）	
	チャイニーズハムスター卵巣細胞	帯状疱疹	

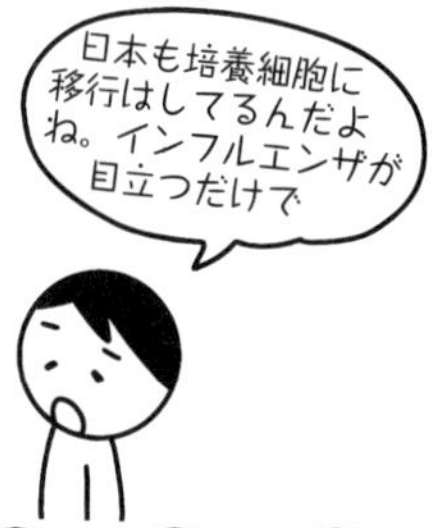

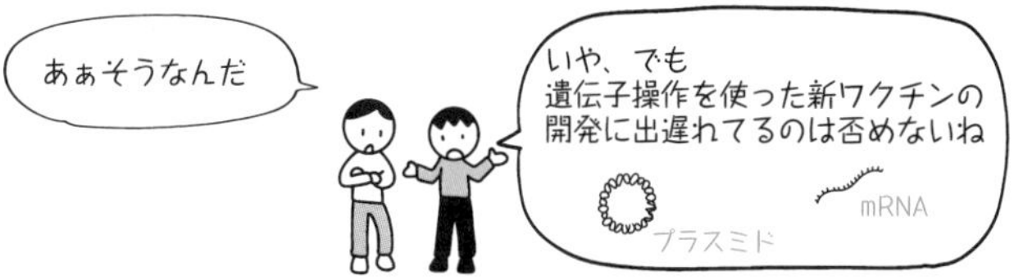

2-9 組換えウイルスワクチン

ワクチン開発にも遺伝子組換えが応用されている

遺伝子組換え技術の進歩により、危険性の高い病原体を取り出して増殖させることなく、安全性を高めた遺伝子組換え抗原ウイルスを、ワクチンとして接種し、ヒトの体内で抗原を作り出すワクチンの開発が進められています。

このようなワクチンを「組換えウイルスワクチン」といい、抗原となるタンパク質だけを取り出したワクチンとは異なり、遺伝子組換えウイルスを実際に感染させ、ヒトにもともと備わる免疫力を利用してワクチン効果を発揮させます。

このワクチンは体内で、ウイルス感染と似た作用メカニズムにより免疫を呼び起こすため、持続的に液性免疫と細胞性免疫の両方の免疫刺激を引き起こすことが可能です。したがって、従来のワクチンよりも高い免疫反応が期待できます。

特に、エボラウイルスやエイズウイルスなどのように、公衆衛生上の大きな脅威となっているにもかかわらず、現在有効なワクチンが承認されていない病原体に対する組換えウイルスワクチンの研究が鋭意進められていて、実用化が期待される段階にあります。一部の国ではデングウイルス、日本脳炎ウイルスなどに対する組換えウイルスワクチンが既に承認されている例もあります。

現在、研究・開発が進められている組換えウイルスワクチンは、高い効果が期待される一方で、新生児、妊婦および免疫抑制状態の患者などへ接種された場合の安全性など、接種後の身体の反応が従来のワクチンとは大きく異なる可能性が指摘されています。また、組換えウイルスワクチンは増殖性があるため、第三者を感染させるリスクがあります。

図2-7　遺伝子組換えを応用したワクチンの作用メカニズム

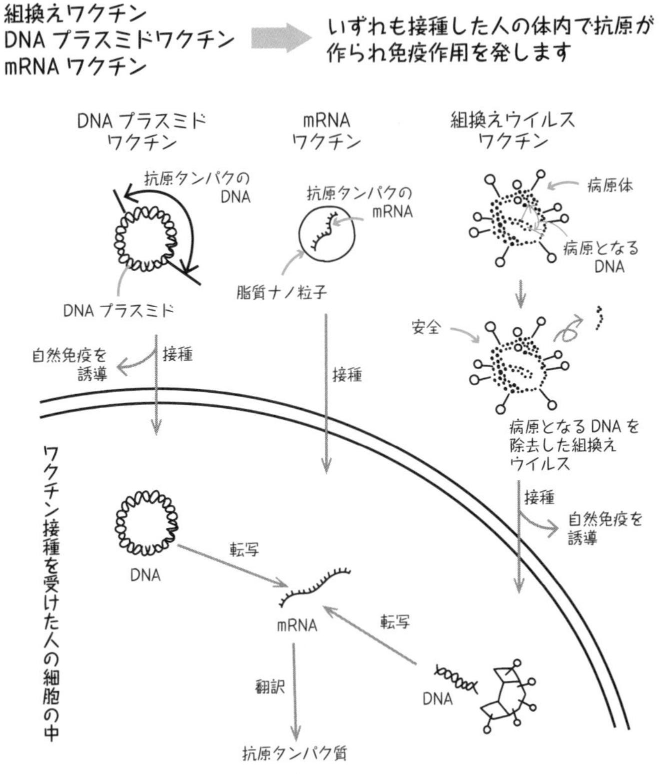

※転写＝DNA を鋳（い）型として、その塩基配列と相補的な RNA を合成すること
※翻訳＝mRNA のヌクレオチド配列にもとづいて特定のタンパク質が合成されること
※抗原タンパク質＝リンパ球と結合して免疫反応をひきおこすタンパク質

2-10 DNAプラスミドワクチン

ワクチン抗原の遺伝情報を接種する

ヒトの遺伝子は細胞核内に小さく折りたたまれて収納されています。一方で、DNAプラスミドとは、細胞質にあり、本来の遺伝子とは独立して存在するDNA分子で、輪ゴムのような環状構造をしています。細胞核のDNA同様に、情報がmRNA（メッセンジャーRNA）に転写され、タンパク質の合成が行われます。したがって、DNAプラスミドは、接種者の細胞内でできあがったタンパク質を抗原とするワクチンになり得ます。

自然界のDNAプラスミドは生存に必須ではない遺伝情報を保持していることがほとんどで、病原菌の場合、毒素の生産に関わるタンパク質の遺伝情報が含まれていることがよくあります。また、プラスミドDNAにほかの遺伝子情報を組み込んで大腸菌内でその遺伝子産物を生産させたり、ヒトに対する遺伝子治療をしたりするなど、よく用いられる一般的で安全な手法です。プラスミドは化学合成で作成でき、細胞とプラスミドを混ぜるだけで、ある確率で細胞内にプラスミドが入り込むため、簡便な手法としてしばしば用いられています。

ワクチンとして使用する場合には、抗原タンパク質の遺伝情報をプラスミドDNAに組み込み、それをワクチンとして接種します。接種後は、プラスミド自体が自然免疫を誘導するとともに、抗原の遺伝情報がmRNAに転写され、細胞質内で抗原が合成されることで、液性免疫だけでなく、細胞性免疫も引き起こすと考えられています。これまで世界で数多くのDNAプラスミドワクチンの臨床試験が行われていますが、承認されたものはありません。次節で紹介するmRNAワクチンに比べて、免疫誘導が低い点が解決すべき問題です。

図2-8　DNAワクチンには未解明な点が多い

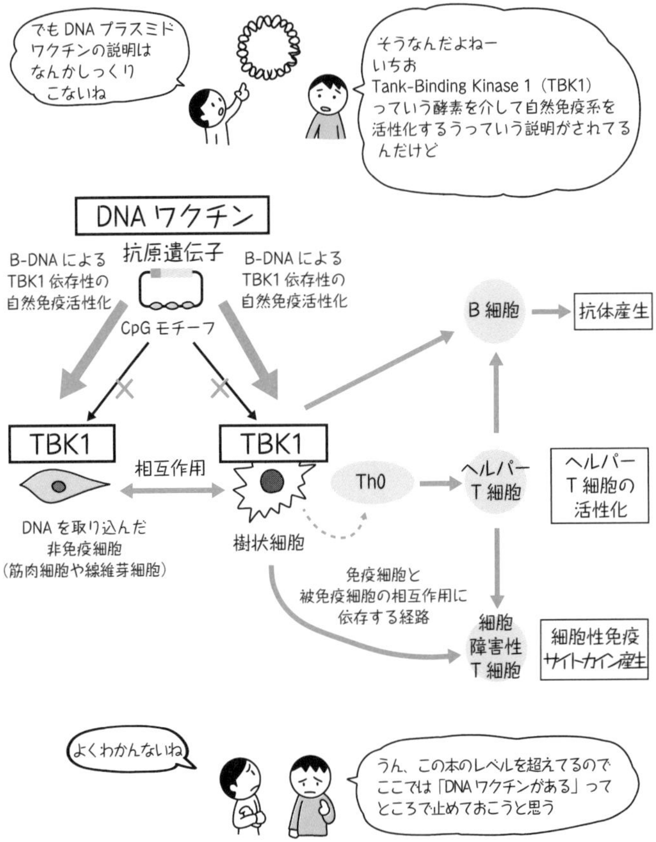

2-11 組換えタンパク質・ウイルス様粒子ワクチン

ワクチンは中身が空のウイルスでも使用できる

「タンパク質サブユニットワクチン」は、ウイルスの特徴的な構成成分、たとえば感染に関わるスパイクタンパク質などを抗原として選び出し、抗原の設計図である遺伝子を昆虫細胞や植物、哺乳動物細胞などに接種して、抗原を作らせ、単離、精製したワクチンです。

投与後は抗原が接種者の細胞内に取り込まれ、ペプチドと呼ばれる小さなタンパク質に分解されて、主に液性免疫を誘導すると考えられています。米国ではすでに、昆虫細胞を使ったインフルエンザワクチンが承認、販売されており、相当数の投与実績があります。ただし、免疫力を起こす力が弱い例が多いという弱点があります。

ウイルスが遺伝子とそれを包むタンパク質の殻でできているのは第1章で紹介したとおりですが、ウイルスが病原体として働くのは、殻の内部に保管されている遺伝情報（ウイルスの種類によってDNAまたはRNA）が、ヒトの細胞内で勝手にウイルスタンパク質を作ってしまうためです。「ウイルス様粒子ワクチン」は、ウイルスの遺伝子を含まず、無害な外殻タンパク質だけをワクチンとして接種するものです。このワクチンは、微生物や昆虫細胞、植物に殻のタンパク質の遺伝子を組み込んで産生、単離、精製します。つまり、中身がからっぽのウイルスです。

接種後は抗原がヒトの細胞内に取り込まれ、ペプチドに分解されて、主に液性免疫を誘導すると考えられています。これまで世界では、B型肝炎ワクチンや子宮頸がんワクチンなど、複数のウイルス様粒子ワクチンが承認されており、日本を含めて相当数の投与実績がある安全なワクチンです。

図2-9　ワクチンと自然免疫・獲得免疫の関係

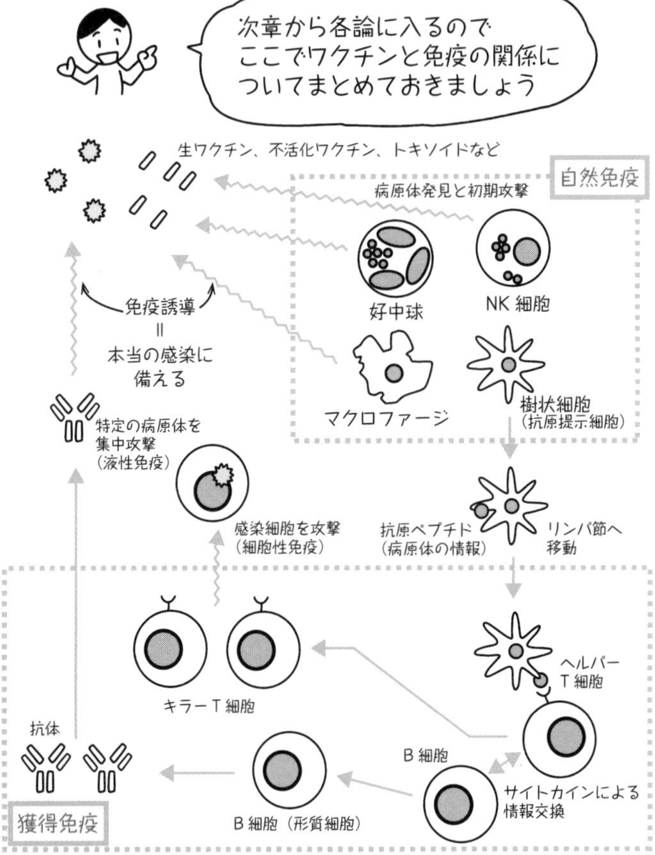

出典：「知りたいサイエンス　新しい自然免疫学（坂野上 淳／技術評論社）」21 ページ

第3章

予防目的から見たワクチンの種類

この章では主要なワクチンについて良いところも悪いところも洗いざらい紹介します。この世にあるすべてのワクチンを紹介することはあえてしていません。それはこの本が辞典ではなく、楽しく読んでいただくための本だからです。日常生活で不要な知識を押し込むようなことはしません。みなさんが「あ、ちょっとは知っている」「名前は聞いたことある」そんなワクチンだけを集めました。実は、ワクチンに関する知識はそれで十分なのです。だって、本書を読んでいる人はたぶん、アマゾンの奥地に出張に行って未知のウイルスに出会ったりしないと思うので。

3-1 DNAウイルスとRNAウイルス

ワクチンが対処するウイルスの遺伝子

ウイルスは遺伝子をタンパク質の殻で包んだ粒子だということは第1章で説明しましたが、殻の中に含まれる遺伝子をDNAで持つものと、RNAで持つものの2種類があり、それぞれDNAウイルス、RNAウイルスと呼びます。

DNAとRNAの違いについてはちょっと専門的になりますが、それぞれを構成する分子の性質が異なります。遺伝子は「塩基」と呼ばれる小さな分子の並びによって暗号化されていますが、DNAは塩基としてアデニン（A）、シトシン（C）、グアニン（G）、チミン（T）を使用し、RNAは塩基としてアデニン（A）、シトシン（C）、グアニン（G）、ウラシル（U）を使用しています。また、DNAは二重らせんとして存在しますが、RNAは一本鎖で存在しています。

表3-1　DNAウイルスとRNAウイルス

	代表的なもの	起こす疾患
DNAウイルス	アデノウイルス	咽頭炎、扁桃炎、胃腸炎
	単純ヘルペスウイルス	口腔粘膜・皮膚・性器などのヘルペス
	天然痘ウイルス	天然痘
	ヒトパピローマウイルス	子宮頸がん
RNAウイルス	インフルエンザウイルス	上気道感染、肺炎
	ライノウイルス	普通の風邪
	ポリオウイルス	ポリオ（小児マヒ）
	エイズウイルス（HIV）	エイズ

3-2 季節性インフルエンザ

ワクチンでインフルエンザ予防は重要

インフルエンザの原因病原体はインフルエンザウイルスです。ウイルスは第１章で紹介したとおり、生物ではなく遺伝子（DNAまたはRNA）とそれを包む殻タンパク質でできた粒子です。

鳥インフルエンザ、豚インフルエンザなどの報道をニュースや新聞で見た方も多いと思いますが、インフルエンザウイルスはヒト以外の動物にも感染します。毎年、膨大な人数が予防接種を繰り返しても根絶できないのは、動物にも感染するため、日本のように公衆衛生の向上した国であってもウイルスが常にどこかの動物に潜んでいてヒトに感染するからです。それに対して天然痘はヒトにしか感染しませんので、ヒトだけ予防接種を万全に行えばよく、国内では根絶に成功しています。

国立感染症研究所のデータによると、2019年秋から2020年春の１シーズンの累積推計受診患者数は約729万人で、このうち入院患者は約１万3,000人でした。この年は新型コロナウイルス感染症の対策がインフルエンザにも功を奏して例外的に患者数少ないシーズンとなりました。例年であれば患者は1,000万人を超え、関連死は国内で約１万人、世界では毎年60万人を超える死亡者数となり、インフルエンザはワクチンによる予防が重要な感染症です。

症状は普通の風邪に似ていますが、発症するとより重篤となる場合が多く、合併症のおそれもあります。また、こどもが罹患するとインフルエンザ脳症を起こす可能性があり、特に生後6～18か月の乳幼児はインフルエンザの脅威から守ってあげる必要があります。ワクチン接種で脳症が起きる確率は100万人に１人以下、インフルエンザ脳症の頻度は100万人に５人程度とされています。

3-3 インフルエンザ・季節性と新型の違い

新型インフルエンザには新しいワクチンが必要

ヒトのインフルエンザウイルスはＡ型、Ｂ型、Ｃ型に分類されますが、Ｃ型は非常に弱いので、感染症として注意すべきはＡ型とＢ型です。インフルエンザの予防を考えるにあたっては「抗原性」というものを理解しなければなりません。抗原性はウイルスの個性のようなもので、免疫は抗原の個性を識別し、それに合わせた抗体を準備します。インフルエンザの予防接種を毎シーズン受けなければならないのは、インフルエンザウイルスの変異により抗原性が徐々に変化するためです。

新型インフルエンザは鳥や豚などのＡ型ウイルスが由来です。数十年ごとに繰り返し大流行を引き起こしています。名前のとおり、流行するのは常に新型なので、過去の獲得免疫が機能できず、患者の致死率は非常に高くなります。

季節性インフルエンザの変異は、通常細胞でも起きる一般的なランダムな遺伝子変異ですが、新型インフルエンザの変異の仕方はそれとはまったく異なります。新型インフルエンザは、ひとつの細胞に複数の動物由来のウイルスが感染した場合に誕生します。ウイルスが細胞に感染するとタンパク質の殻が解放されて遺伝子がむき出しになります。このときに複数種類のウイルスが同時感染していると、感染された細胞の中で雑種のウイルスができあがってしまい、そのウイルスは元のウイルスから劇的に変化したものになります。これが新型ウイルスです。このような現象のことを「抗原シフト」と呼びます。抗原シフトが起きると既存のワクチンはまったく効果がなく、第２章で紹介したとおり、ワクチンの開発には数年単位の年月が必要なため、その間に多くの患者が死に至るのです。

図3-1　抗原シフトによる新型インフルエンザの誕生

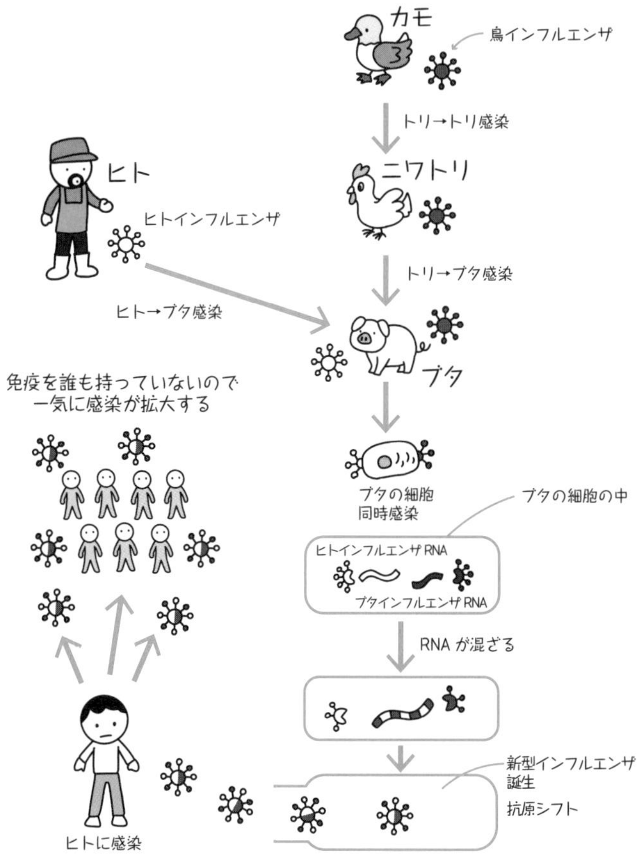

3-4 インフルエンザワクチン

ワクチンは効きが悪くても接種すべき

インフルエンザワクチンは、ウイルスをニワトリのタマゴに感染させて増殖させ、得られた大量のウイルスを有機溶媒で分解し、抗原成分を取り出した後、ホルマリンで不活化したものです。インフルエンザの予防接種を受ける際に卵アレルギーについて問診されることがあるのは、かつては、ワクチンから卵由来の成分を完全に除去できているとは限らなかったからです。

前述のとおりインフルエンザには型がありますが、毎年WHOが次のシーズン（その年秋から翌年春）に流行するインフルエンザの型を予測し、それに基づいて製薬メーカーは製造するワクチンの型を決定し、ワクチンが供給されます。ワクチンにアタリ年とハズレ年があるように感じるのはそのような理由によります。

筆者は毎年必ずインフルエンザの予防接種を受けますが、インフルエンザにかからず過ごせる年が多い一方で、ひどいときには1シーズンに複数回発症してしまうこともあります。そもそもが、インフルエンザワクチンはそれほど強力な防護壁ではなく、有効率が低い年には30%を切ることもあります。特に高齢者ほどワクチンの効きが悪くなることが科学的に示されています。

インフルエンザを発症する人の全人口に対する割合は10%程度です。100人の集団を仮定して、このとき、全員がワクチンを接種しなければ10人が発症するところ、ワクチンの有効率が30%であれば、発症者が3人減って7人になるというのが有効率30%の意味です。日本の人口を1億人とすれば、ワクチンの効きが悪くても、300万人も減らすことができるので、やはりインフルエンザワクチンは接種すべきと言えるでしょう。

図3-2　インフルエンザウイルスの電子顕微鏡写真

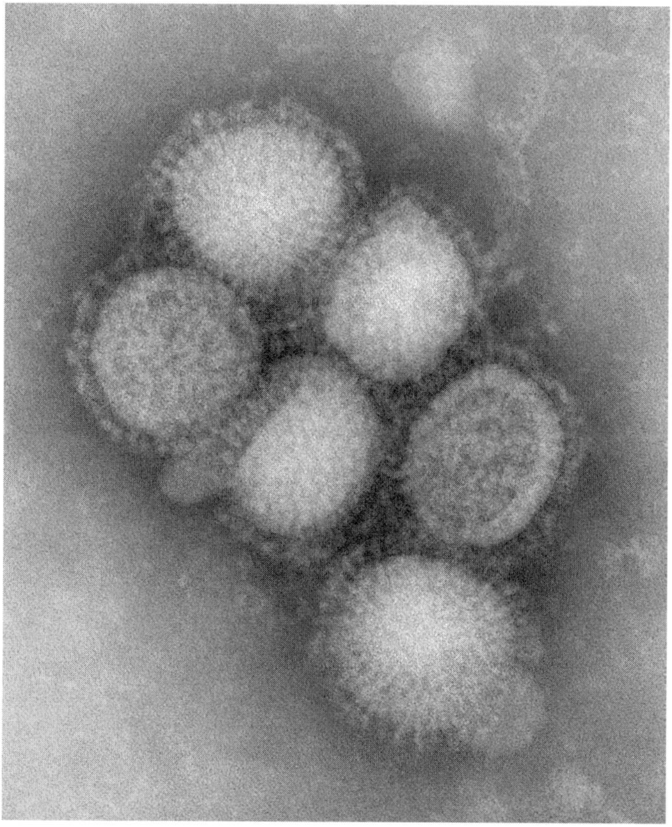

ウイルスの表面にはスパイクタンパク質と呼ばれる突起が付いていて、これが宿主細胞の表面に結合します。
Photo Credit: C. S. Goldsmith and A. Balish, CDC

3-5 子宮頸がん予防ワクチン

ワクチンはHPV感染を防ぐ唯一の手段

子宮頸がんは子宮の頸部つまり、入り口付近にできる悪性腫瘍です。赤ちゃんを身ごもる時期の女性に多く発症し、国内で毎年約3,000人が命を落としています。胃がんや肺がんなど、多くのがんの死亡者数が年々減少しているのに対し、子宮頸がんは近年増加傾向が続いています。

子宮頸がんの原因は、ヒトパピローマウイルス（HPV）によるウイルス感染です。120種類以上のHPVが知られていますが、その中でも15種類が高リスク型HPVとされ、子宮頸がん患者の9割以上で高リスク型HPVの感染が確認されています。

HPVの振る舞いでやっかいなところは、感染部位に炎症や細胞死を起こさないように地味に感染するため、免疫系が見逃してしまう場合が多い点にあります。そのほかにも、ヒトの免疫系を巧みにすり抜ける機能を複数備えており、免疫系はもちろん、患者本人も気づかないうちに子宮頸部の上皮細胞内で着実に増殖してしまいます。このことは、ヒトが持つ免疫力ではHPVを排除しにくいことを意味しており、最も効果的なのはワクチンをあらかじめ接種することですが、ここでもウイルスの多様性が問題となっています。

前述のとおり、HPVは120種類もあるのですが、それらすべてを網羅できるはずはなく、国内の子宮頸がん患者から確認されるHPVの65%程度をワクチンは網羅しているのみです。ワクチンの主成分は遺伝子技術を用いて人工的に作られたウイルス用粒子と呼ばれる、ウイルスの殻を模倣したものが主成分です。HPVワクチンの国産品はないため、すべて輸入に頼っています。

3-6 子宮頸がん予防ワクチンをめぐる問題

ワクチンは無実であるというのが科学的理解

日本では2011年から自治体によるHPVワクチン接種に要する費用の公的助成が始まり、2013年4月から法的な定期接種に組み込まれました。その結果、接種率は一時的に70%まで高まりましたが、ワクチン接種後の有害事象報告が多数挙げられ、わずか2か月後の2013年6月にHPVワクチンの接種奨励は差し控えられる事態となりました。

有害事象は全身痛、歩行困難、視力低下、認知機能の低下などさまざまで、輸入使用されている2種類のワクチンのいずれを接種した場合でも10%以上の頻度に達し、これはワクチンの有害事象としては非常に高い数値でした。結果としてHPVワクチンを受ける人はいなくなり、現在でも希望者は接種を受けることができますが、接種率は1%以下に低下しました。

2015年9月には、一部の健康被害について、HPVワクチンとの因果関係が否定できないとして救済制度を適用したことが、HPVワクチンは有害事象が発生すると曲解されてしまいました。HPVワクチン接種により実際に苦しんでいる方がいらっしゃるのは事実で、そういった患者さんを国が救済しようとした善意を逆手に取ったHPVワクチンの糾弾はちょっとセンスに欠けると思われます。有害事象については第1章で紹介したとおり、副反応と区別する必要がありますが、HPVワクチンの場合は、症状が有害事象なのかワクチンによって出現した副反応なのかが未だ明確になっていないのです。そのような中での一方的なHPVワクチン奨励中止は、将来の日本において子宮頸がん発症率のさらなる上昇のリスクを背負い込むことになったのではないかと危惧されます。

HPVワクチンについては、そのような中でもより効果が高く、多くの人に予防効果が期待できる新型の開発が進められており、2020年には9価のHPVワクチンが国内承認されるなどの前向きな動きがあります。

WHOの推計によれば、世界規模では、HPVワクチンの接種率90%、子宮頸がん検診の受診率70%、子宮頸がんの治療率90%を達成できれば2085~90年までに子宮頸がんを撲滅できるとされています。ところが、日本国内においては前述のとおり、HPVワクチンの接種率は低く、日本産科婦人科学会や、日本癌学会など、関連学会による何度もの勧奨再開要望に厚労省は応じず、世界のHPV根絶への動きを日本が足を引っ張ってしまっている構図になっています。

子宮頸がんによる生涯の累積死亡リスクは0.3%と非常に高い一方で、ワクチン接種後の重篤な副反応は2価・4価ワクチンともに0.008%であると日本癌学会は報告しています。軽度の副反応は軽い痛みや注射部位の腫れ、めまいなどの、そのほかのワクチン接種でも見られる一過性のもので、名古屋市が行った調査ではこれらはプラセボ群と差がない、つまりワクチンが原因ではなく注射そのものに対する恐怖感が原因となっていると推測されるデータが出されています。

HPVワクチンの有効性はもはや明らかであり、4価HPVワクチンの接種により、浸潤性子宮頸がんのリスクが大幅に低減され、しかも接種開始年齢が若いほど予防効果が高いことがわかっています。さらに、9価ワクチンは肛門がんなど、ほかのがんの予防効果もあるとして先進国では男性も接種対象となりつつありますので、男児さえも今後はワクチン接種が推奨されます。

図3-3　ヒトパピローマウイルスの電子顕微鏡写真

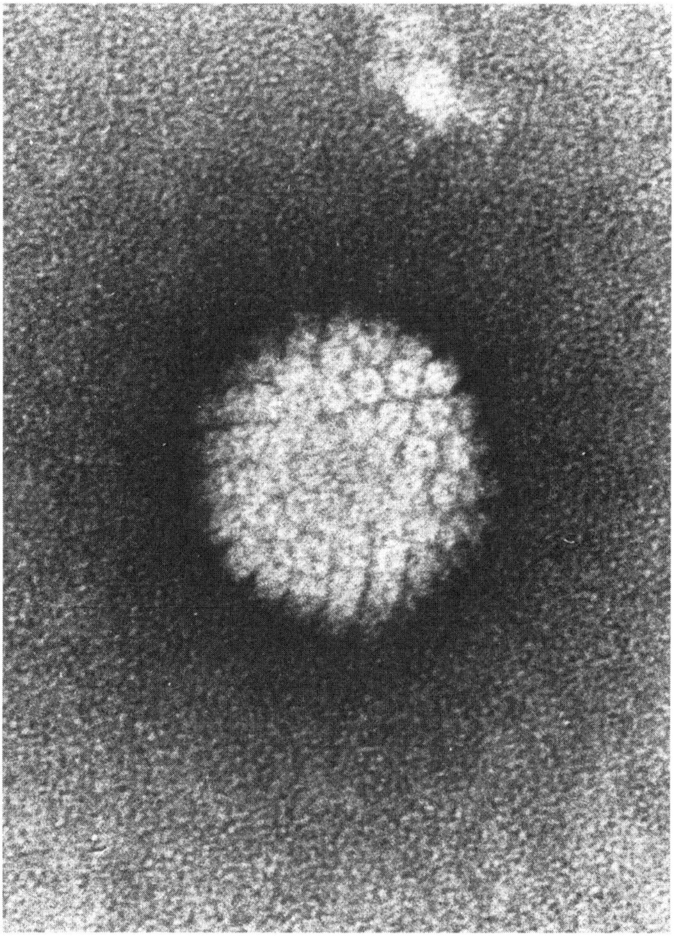

Laboratory of Tumor Virus Biology - NIH-Visuals Online# AV-8610-3067

3-7 麻しんワクチン

ワクチンは麻しん感染には効果が高い

麻しん（はしか）は世界的なアウトブレイク（感染爆発）が起きるのではないかと懸念されている疾患です。

麻しんはRNA遺伝子を持つ麻しんウイルスの感染で発症します。麻しんウイルスは空気感染、飛沫感染、接触感染のあらゆる感染方法を介して感染する、最も感染性の高いウイルスです。しかも、免疫を持っていない人が感染すると発症率はほぼ100%。さらには、一人が感染するとその人は十数人に麻しんウイルスをうつしてしまいます。

2015年、日本はWHOから麻しん排除状態にあると認定されましたが、海外に目を転じると発症者は2016年を境に急激に増加傾向をたどっており、死亡者についてみると2016年の全世界麻しん死者9万人から、2019年は20万人を超えているとされています。日本原産ウイルス株の発症はなくなりましたが、輸入ウイルスによる国内感染は現在でも続いており、油断できない疾患です。

麻しんにかかると免疫抑制反応が強く出るため、ほかの感染症にかかりやすくなり、多くの関連死者を出します。一方で、麻しんを発症した人のほとんどが強い免疫を獲得し、その後数十年にわたって免疫は維持されます。空気感染するため、手の消毒などでは防ぎきれず、麻しんに関しては唯一ワクチンの接種が感染を防ぐ方法です。

ワクチンは、麻しん・風しん混合ワクチンとして接種されます。生ワクチンであるため、極めて希ではありますが、発症による重篤な副反応が出る可能性があります。それでも、小児期の2回の接種は、麻しん発症によって生じる障害に比べればはるかにリスクは低いと言えます。

3-8 風しんワクチン

ワクチンを受けていない世代の男性は要注意

三日ばしかとも呼ばれる風しんは、新型コロナウイルス同様に遺伝子としてRNAを持つRNAウイルスの感染によって発症します。感染力が比較的強く、一人の発症者が5~7人に感染を広げます。感染は飛沫感染が主で、接触感染も起こり得ます。

成人男性が発症した場合、高熱と発疹で苦しめられるのですが、恐ろしいのは妊婦への感染です。妊娠20週くらいまでに風しんウイルスに感染すると、ウイルスは胎児にまで感染し、先天性風しん症候群を発症することがあります。出生した赤ちゃんには難聴、先天性心疾患、白内障が多く見られ、最悪の場合は知的障害として後遺症が残ることもあります。近年では2019年に3例が国内で報告されています。

世界的に見て先進国では風しんは根絶されつつある中、日本は風しんの流行が定期的に起きることが海外からも問題視され、日本で風しんが発生すると米国CDCは予防接種を受けていない妊婦の日本への渡航自粛を促しています。

日本で風しんが根絶できない理由は、ワクチン接種の空白世代がいるためです。風しんの予防接種を受けたかどうか定かでない場合は、病院での抗体検査をすぐに受け、陰性であれば予防接種を受けるよう心がけなければなりません。筆者も、近年の風しん問題の際には、直ちにかかりつけ医を受診して抗体検査を実施し、陽性であることを知って胸をなで下ろした経験があります。なお、1962年4月2日から1979年4月1日生まれの男性が風しん予防接種を受けていない可能性があり、筆者はそこに該当する1965年7月生まれです。

3-9 水痘ワクチン

ワクチンは高齢者で効果が切れることがある

水痘と言われると「?」と思われる方も、水ぼうそうといえば「あぁ」となるでしょう。水痘はDNAを遺伝子として持つDNAウイルスの水痘・帯状疱疹ウイルスによって引き起こされる感染症です。また、水痘ウイルスはヘルペスウイルスの一種でもあります。このウイルスも感染力が強く、空気感染で広がりますので、感染者と同じ部屋にいるだけで感染してしまう可能性があり、一人の感染者が8～10人の人にうつすことがあります。手洗いなどでは防ぎきれず、ワクチン接種は水痘を予防する唯一の手段です。

初期症状は軽い熱、だるさなどですが、その後に発疹が出てきます。また、水疱ができるため、それが破れるなどすると、できた傷口から細菌の感染が起きる可能性もあります。

ウイルスは、症状が治まってもそのまま身体の中に残り、ストレスや過労、疾病で免疫力が低下したときには待ってましたとばかりに症状として現れ、ウイルスの再活性化後、帯状疱疹を発症します。日本人成人の9割が水痘ウイルスを保有しているため、高齢になって免疫力が低下したころに帯状疱疹を発症する患者が多くいます。近年の統計によれば、日本では年間100万人程度が発症し、20人程度が死亡していると推定されています。

水痘ワクチンは生ワクチンで、法的には2014年から定期接種に含まれています。1歳になったらすぐに1回目の接種を行い、6か月後に2回目の接種を行うことによって高年齢まで予防を行うことが可能です。また、現在では帯状疱疹ワクチンとして50歳以上の成人も予防接種を受けることができます。

3-10 百日せきワクチン

ワクチンは三種・四種混合で行われる

百日せきの病原体は、百日咳菌という細菌です。菌が気道に感染し、特徴的な激しい咳が長く続く疾患であるためこの名前が付きました。菌の感染力は強く、飛沫感染や接触感染で伝染します。一人が感染すると16~21人に感染を広げ、こどもたちの間で一気に広がるため、かつては非常に恐れられた病気でした。ワクチンや治療薬が開発される前の1950年代の日本では、毎年1万人もの死者を出しました。

これほどまでに百日咳菌が広がるのは、この菌が不顕性感染をするためです。つまり、感染しても症状が出ないにもかかわらず、他人への感染力だけは強い人がたくさん市中に現れるのです。現在の日本では死者はほとんどゼロですが、海外では依然として感染が蔓延している地域もあり、欧米などの先進国から持ち込まれることもあるので引き続き注意が必要です。

ワクチンは非常に効果的で、現在は、百日せき、ジフテリア、破傷風、ポリオに対する、それぞれ病原体を不活性化した四種混合ワクチンが接種されています。生後3か月から3~8週間間隔で3回、その約1年後に4回目の接種をしますが、残念なことにその効果は数年~10年程度しか持続しません。

四種・三種混合ワクチンに忌避感を持つ親御さんもいらっしゃるようですが、これらのワクチンは、接種した部位の腫れなどが見られることがあるものの、それらは百日せきの症状よりはるかに軽いものです。新生児が百日せきにかかった場合、生後6か月以内の死亡率は0.6%にものぼります。

3-11 ジフテリアワクチン

ワクチンはジフテリアの撲滅に非常に貢献した

ジフテリアは、ジフテリア毒素を産生するジフテリア菌の感染による細菌性の急性感染症です。口蓋扁桃の白苔からはじまり、下顎部から前頸部の著しい浮腫とリンパ節腫脹などの症状があらわれます。ジフテリア毒素が神経や筋肉に到達すると、生命維持に関わる神経系や筋肉がマヒしてしまい、呼吸ができなくなったり、心不全を起こしたりして死亡することがあります。先進国でさえ、発症すると致死率は5～10%と高い状態にあります。

日本でのジフテリア患者届出数は1945年には約8万6,000人おり、そのうち約10%が死亡しました。1958年からジフテリア・百日せきワクチンが開始され、ジフテリア患者数は著しく減少し、国内の発症数は数年に1例程度となり、1999年を最後に発生報告はなくなりました。しかし、海外では、日本と交流の深い国々においても21世紀になっても多数の発症例があり、依然としてワクチン接種が重要な病気です。

ワクチンの有効率が95%と高いことに加え、乳幼児期からのジフテリア・百日せき・破傷風三種混合ワクチン接種により、日本人のジフテリア抗体保有率が極めて高く維持されていることがジフテリアの発生を抑えている最大の要因です。ワクチン接種の最も成功した例のひとつとされ、引き続き、国民全員のワクチン接種によって現在の良好な状態を維持しなければなりません。

ワクチンはジフテリア毒素をホルマリンで処理して無毒化したものを主成分として用います。接種方法については百日せきワクチンの四種混合ワクチンで紹介したとおりです。

図3-4　ジフテリア菌の3Dコンピューターグラフィクス

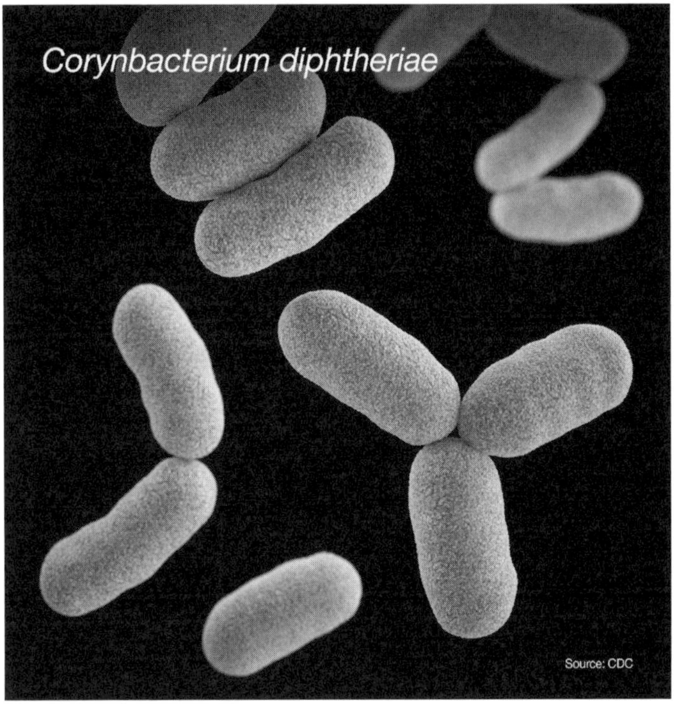

CDC/ Sarah Bailey Cutchin

3-12 破傷風ワクチン

ワクチンを接種していない高齢者で発症する

破傷風は、破傷風菌の感染により発症する感染症です。破傷風菌は、芽胞とよばれるタネのような状態で休眠することができます。芽胞の状態の菌は熱や酸、消毒薬にまで抵抗力があります。破傷風菌は、世界各地の土壌中に普段から広く分布していますので、地面で転んでケガをすると、傷口から芽胞が体内に侵入し、発芽・増殖し、破傷風毒素を作って体内に分泌します。

この毒素は運動神経、脊髄、脳幹などで神経細胞同士の情報伝達を妨害します。潜伏期は3～21日と幅があり、特徴的な症状は、顎から頸部のこわばり、開口障害、水や食べ物を飲み込みにくくなる嚥下困難、呼吸困難など多様で、適切な治療が行われなければ呼吸困難などで死に至ります。

開発途上国では不衛生な出産や生育環境から新生児破傷風が多く、妊婦へのワクチン接種が勧められています。国内では高齢者の創傷性破傷風がほとんどで、ちょっとしたひっかき傷などからも感染します。日本でもいまだ、年間100人前後の発症例が報告されていますが、免疫が低下し始める45歳以上が90%以上を占めます。高齢者に患者が多い要因は、破傷風トキソイドワクチンが導入されたのが1953年で、1968年から定期接種化されたため、ワクチン導入前に出生した世代は抗体価が低いためです。破傷風に対する免疫はワクチン接種のみで得られると考えられています。

ワクチンは破傷風毒素を不活性化したものが主成分で、前節のとおり四種あるいは三種混合ワクチンとして接種されますが、こちらも効果は10年程度しか持続しません。

3-13 ポリオワクチン

ワクチンは不活性化ワクチンに変わりました

ポリオは小児マヒとも呼ばれる病気です。かかりやすいのは5歳未満の小児ですが、大人にも感染します。病原体はポリオウイルスです。

ポリオウイルスは感染者の糞便内に放出されるため、トイレ後に手洗いが十分にできないなどの不衛生な環境だと、汚れた手や食品を介して口から体内に侵入します。また、飛沫感染もあります。

侵入したウイルスは喉や腸管粘膜細胞に取り付いてその内部で増殖し、血管内にまで侵入して中枢神経系を侵します。脊髄運動神経に感染すると、神経細胞は破壊され、弛緩性マヒを引き起こすことがあります。一方で、感染者に占める治療不能なマヒが発生する率は0.5%と低く、症状が出ない不顕性感染者が多いことも特徴で、逆にそれが感染の拡大につながっています。

ワクチンは生ワクチンの経口投与が1960年代以降、2012年まで行われていましたが、生ワクチンの宿命としてワクチン接種を受けた人やその家族が発症した例がありました。ポリオには特効薬がないため、ワクチン接種が重視されています。なお、2012年9月以降はリスクの高い生ワクチンに代わり、ウイルスを不活性化したワクチンが使用されています。

WHOは2020年8月、アフリカ大陸における野生株ポリオウイルスの根絶を宣言し、野生株の残る地域はアフガニスタンとパキスタンの2か国のみとなりました。ところが、生ワクチン由来ポリオウイルスの糞口感染がアフリカ、東南アジアで頻発する事態となっています。感染と排泄が繰り返されるうちに、いずれは強毒化する可能性があり、感染症根絶の難しさを浮き彫りにしています。

3-14 おたふく風邪ワクチン

ワクチンでは自閉症になりません

おたふく風邪の病原体はRNAを遺伝子とするRNAウイルスの、ムンプスウイルスです。病名自体もムンプスとも呼ばれます。ムンプスウイルスも感染力が高く、一人の感染者が10人以上の周囲の人に感染を広げます。感染経路は飛沫感染ですが、接触感染も起こり得ます。

3~6歳の小児に多くみられる病気ですが、感染した小児の3割くらいは不顕性感染で症状が出ずにウイルスの拡散だけします。発症すると発熱と共に、耳の下の耳下腺と呼ばれる組織が腫れ上がるので、ふっくらと両側が腫れたその様子からおたふく風邪とよばれるようになりました。

通常、1~2週間で回復しますが、大人が発症するとしばしば症状は重篤になり、高熱を発し、場合によっては膵炎、卵巣炎、睾丸炎などの合併症を発症することもあります。

ワクチンは法的には任意接種で、ワクチンの主成分は生ワクチンです。おたふく風邪、麻しん、風しんの混合ワクチンとしてMMRワクチンがあり、生ワクチンなので発症するリスクはあります。ただし、副反応で重症の髄膜炎に至るのは数万人に一人程度なので、おたふく風邪の合併症における髄膜炎の発症リスクよりはワクチンのリスクのほうがはるかに低いとされています。

また、MMRワクチンを接種するとこどもが自閉症になるという話は、まったくのデタラメな英国発の論文が元になっており、そのような事実はありません。詳しくは第5章で紹介します。MMR自閉症なる架空の疾患を心配してワクチンをこどもに接種せず、こどもをムンプス難聴にして一生苦しめることのないようにお願いします。

3-15 B型肝炎ワクチン

ワクチンは遺伝子工学品

B型肝炎は、B型肝炎ウイルス（HBV）の感染によって発症します。急性と慢性の2種類があり、急性は初めてHBVに感染して発症したもの、慢性はもともとHBVを保持していた人があるときを境に発症したものとして区別されます。

HBVは血液・体液を介した感染をします。輸血での感染は検査体制が充実しているため起こり得ませんが、出産時に母から子への垂直感染が起きたり、性行為による水平感染が起きたりします。日本では抗原陽性者が数十万人規模まで減っていると思われますが、海外では数億人規模の陽性者がいるため、海外でセックスワーカーと遊ぶとウイルスをもらってしまうリスクがあります。HBV持続感染者の1割くらいは慢性肝炎を発症し、さらにその一部が肝硬変や肝臓がんにまで悪化します。ひとたび慢性化したHBVを根治することは困難であるため、ワクチンによる予防が推奨されます。ワクチンの効果は20年くらい持続します。発熱、発疹などの副反応が接種児の5%程度に出現しますが、いずれも短期間の症状です。

ワクチンは、2016年から定期接種対象となりました。製造は遺伝子組換えワクチン（酵母由来）が国内供給されており、かつての、安全性に不安のあったHBVキャリアのヒト血漿を原料として作られたものからすでに置き換えられています。これによって安全性は確保されましたが、獲得抗体価は、自然感染で得られる抗体価より低い問題点があります。抗体獲得率は40歳までの接種では95%と報告されていますが、接種を受けても免疫ができない例も確認されています。ワクチン3回接種後の感染防御効果は20年以上続くと考えられています。

3-16 ヒブ感染症ワクチン

ワクチンの普及で根絶したい疾患

ヘモフィルスインフルエンザ菌b型のことを学名表記の頭文字を取ってヒブと呼び、この細菌が感染して発症するのがヒブ感染症です。インフルエンザ菌はウイルスではなく、細菌の一種で、季節性あるいは新型インフルエンザの病原体であるインフルエンザウイルスとは何の関係もありません。また、ヒトにだけ感染する細菌ですので、いずれは根絶が可能となるかもしれません。

感染経路は飛沫感染で、ヒトからヒトへの感染をし、潜伏期間は不明です。感染後に恐れなければならないのはヒブ髄膜炎に発展することですが、ワクチン接種によりほぼ防ぐことができます。ワクチンが開発される以前はまれに鼻や喉に菌を感染させたこどもがおり、髄膜炎のほか、肺炎や敗血症などの重篤な感染症を起こすことがありました。

ワクチンは不活化ワクチンが用いられます。法的には定期接種に含まれています。ヒブワクチンの導入と接種の推奨により、日本ではヒブ髄膜炎はほぼゼロ、菌もほぼ検出されなくなりました。

ヒブワクチンも、雑菌をこどもに接種するのは嫌だとして忌避する親御さんがいらっしゃると聞いたことがあります。すでに不活化技術、製造技術は完成の領域にあり、ワクチンを接種しないこどもが感染し、重篤化するリスクを背負ってまでもワクチンを忌避する必要はありません。発症してから治療をするより、4回のワクチン接種を適切に行って予防するほうが、こどもたちにとってのリスクははるかに小さいと言えます。ワクチン接種により、血液や髄液から検出されるような重篤な自然感染に至るリスクを95%以上減らすことができると報告されています。

3-17 肺炎球菌ワクチン

ワクチンは耐性菌出現への対抗手段

肺炎球菌は肺炎の原因細菌です。感染症は5歳未満の乳幼児と高齢者に多く見られます。こどもに感染した場合は肺炎、髄膜炎、中耳炎などを発症し、髄膜炎を発症すると2%のこどもが死亡しますし、10%程度に後遺症が残る恐ろしい病原菌です。高齢者にとってはさらに脅威で、肺炎を起こした後に肺炎球菌が血液の流れに乗って全身に広がると敗血症となり、その場合は2割の確率で死亡します。

細菌が原因であるため、治療には抗生物質が有効なのですが、近年は抗生物質の効かない耐性菌の出現が世界各地で問題となっています。風邪やインフルエンザはウイルスが病原体なので抗生物質は効果がありません。それにもかかわらず、それらの患者に対して、抗生物質の安易な処方が続けられた結果、生活環境に潜む病原菌が抗生物質に接触する機会を得て、偶発的な突然変異を起こし、抗生物質に対する耐性を獲得する事例が多発しています。もちろん耐性菌の出現は肺炎球菌に限ったものではありません。日本は抗生物質耐性菌の大量産出国ですので、抗生物質の使用を適切にするよう医師も患者も改めなければなりません。

ワクチンが導入された当初は、2種類のワクチンを適切に使い分けることで8割方抑えることに成功しました。しかし、前述のような耐性菌が出現し、効果の低下が確認されています。それでも、乳幼児へのワクチン接種は重篤な感染症のリスクを大きく低下させるため、7価肺炎球菌コンジュゲートワクチンが定期接種に含まれています。2014年から定期接種が始まった高齢者に対する23価肺炎球菌莢膜ポリサッカライドワクチン接種については、効果がやや低いようです。

3-18 ロタウイルス感染症

ワクチンは腸重積症を発症することもある

ロタウイルスは遺伝子にRNAを持つウイルスで、遺伝子のバリエーションによるいくつかの群に分けられますが、最も頻発するのはA群ロタウイルスによる感染症で、感染部位は小腸の内側表面です。したがって、発症すると急性胃腸炎となります。感染経路は糞口感染とされ、手に付着した糞便を介して口から入って小腸に定着する経路を取ります。小腸に感染して機能を不全にしますので、水のような下痢、あるいは嘔吐、発熱、腹痛などの症状が出ます。脱水症状の進行と場合によっては脳炎を合併することもあり、そうなると死に至るリスクが高まります。また、糞口感染は水洗トイレでも起こり得ますので注意が必要です。

感染者の下痢便1グラムの中には1,000億から1兆個のロタウイルスが含まれていると言われており、これは消化管感染病原体の中でも桁違いに多い量です。非常に感染力が強く、アルコール消毒があまり効かないため、世界の中では比較的衛生状態の良い日本でも毎年80万人もの患者が発生し、10人前後が亡くなります。獲得免疫は誘導されますが、持続性があまりないと思われ、同じ人が何度も感染することが報告されています。

ロタウイルスに効果のある抗ウイルス剤はありませんので、ワクチンは必須です。ワクチンは定期接種として出生6週後から受けることができます。なお、弱毒化した生ワクチンが使用されます。法的には2020年10月1日から新たに定期接種に含まれました。

ロタウイルスに対するワクチンの副反応も、ほかの多くのワクチンと同様に接種部位の炎症や軽度の発熱などですが、小腸に作用するため下痢が見られることもあります。また、興味深いのは腸重積症とよばれる、腸の内面同士がジッパーのようにハマリあってしまう疾患が数万回の接種に1例程度出現します。このときの腸の状態を説明するのは難しいので図で示しました。腸重積症の原因は不明ですが、強い嘔吐、血便などがみられ、命に関わることもある副反応であるため注意が必要です。

腸重積が起きた直後（24時間以内）に治療を開始できる赤ちゃんの場合は、造影剤を肛門から注入することによって、腸内に圧力を加え、食い込んでいる腸を押し戻す整復治療が行われます。この治療により8割の赤ちゃんは治癒しますが、2割前後の赤ちゃんは整復できないことがあります。その場合、また、腸に穴が開いてしまった場合、腸閉塞になってしまった場合は、手術で腸管を元に戻します。

図3-5　腸重積

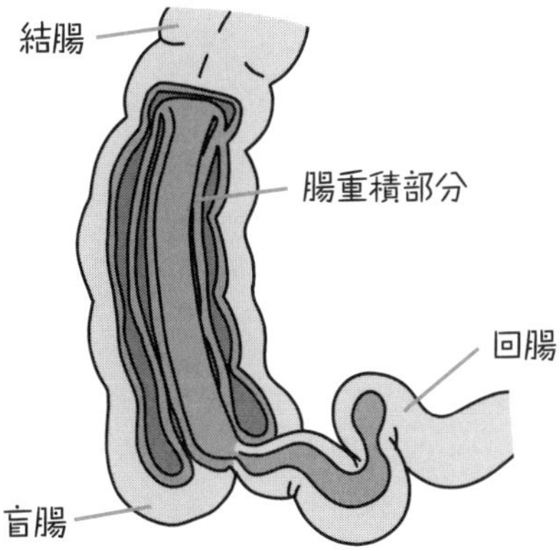

3-19 結核予防ワクチン

ワクチンは結核が現在進行なため必須です

結核は細菌の一種、結核菌による感染症です。病巣の9割は肺にでき、その場合は肺結核とも言います。結核というと、新選組の隊士・沖田総司を思い出したり、昭和時代の隔離病棟を思い出したりして、過去の話と考えられがちですが、世界はもちろん、日本においても現在進行中の疾患です。

厚労省の「2019年結核登録者情報調査年報集計結果について」によると、日本の結核罹患率は近隣アジア諸国に比べ低い水準にあるものの、欧米先進国の水準よりは現在でも高いレベルにあります。2019年の結核罹患率（人口10万対）は11.5%であり、1年間で約1万1,500人の新たな患者が報告されているのが実情です。また、高齢者ばかりでなく若い人の間にもある一定数の新規発症者が毎年続いており、決して過去の病気ではありません。

結核菌は空気感染で拡散し、感染力は非常に強く、基礎疾患を持つ人や、喫煙者、HIV患者など免疫機能が低下している人が感染すると発症リスクが高まります。

日本での結核予防ワクチンはBCGという名前のワクチンが使用されています。もともとは、フランスでウシの結核菌を長期培養して得られた弱毒化菌株を用いた生ワクチンが接種されています。

ワクチンは重篤な肺結核を防ぐのに効果があることが確認されており、その効果は20年程度持続するとされています。副反応については、発生頻度は不明ながらも、感染が原因で発症する、全身播種性BCG感染症のリスクがあります。

3-20 日本脳炎ワクチン

ワクチンは細胞培養で作られ安全です

日本脳炎はRNAウイルスの感染によって起きる病気です。ヒトからヒトへと感染することはありませんが、蚊が媒介役となり、ブタが中間宿主になることもあります。ウイルスを持っている蚊に刺されて感染した場合、発症する確率は1,000人に一人程度と思われます。ただし、ウイルス陽性蚊自体が国内では少ないと考えられています。症状は、頭痛、吐き気、めまい、高熱などを初期症状として、悪化すると脳炎になり、意識障害などの神経症状を伴い、発症者の20~40%が死亡し、生存者の45~70%に精神障害などの後遺症が残るとされています。

20世紀半ばまでは珍しくない疾患でしたが、21世紀になってからは、国内では毎年1~10人程度の患者が発生するのみです。しかし、日本脳炎ウイルス抗体陽性ブタ、つまり、日本脳炎ウイルスに感染した経験があるブタは西日本を中心に多く報告されていますし、2019年には日本脳炎ウイルスを持った蚊が大阪で捕獲されています。つまり、日本脳炎も結核同様に現在進行形の疾患であると言えます。にもかかわらず、日本脳炎には良い治療薬がないので、予防接種が重要です。

過去に使用されていたワクチンは、マウスの脳を使ってウイルスを増殖させたワクチン成分でしたが、現在国内で使用されているワクチンは、細胞培養によって作られた不活化ワクチンです。

現在のワクチンはまったく製造方法が異なるため、過去の事故事例にとらわれることなく、ワクチン接種が推奨されます。

3-21 狂犬病ワクチン

ワクチンは咬まれた後すぐに接種します

日本は厚生労働大臣が指定する狂犬病のない狂犬病清浄地域のひとつです。日本のほかには、オーストラリア、ニュージーランド、英国そして北欧の一部の国だけが清浄地域です。狂犬病はイヌだけの病気ではなく、すべての哺乳類に感染することが知られており、ヒトにも感染します。発症するとほぼ100%死亡する非常に恐ろしい病気であることが最近忘れられつつありますので、しっかりと記憶にとどめなければなりません。

ヒトでは感染動物に咬まれた後にワクチンを連続して接種することにより発症を防ぐことができます。1950年以前の日本では、国内では多くのイヌが狂犬病と診断され、大勢の人が狂犬病の野良犬に咬まれて感染し死亡していました。これを受けて狂犬病予防法が1950年に施行され、イヌの登録、予防注射、野犬の捕獲と狂犬病野犬の殺処分などが徹底されるようになり、わずか7年で狂犬病を撲滅することに成功しました。

狂犬病は、日本と行き来の多い北米・アジア諸国を含む世界のほとんどの地域で依然として発生しますので、日本は常に狂犬病の脅威に晒されていると考えるべきです。日本でも、事故事例には至らないものの、検疫の水際対策で狂犬病動物が発見されています。ペットとして輸入されるイヌ、ネコ、アライグマ、キツネ、スカンクなどで発見されるケースが多いようですので、そのような輸入動物を飼っている人は注意が必要です。

図3-6　狂犬病ウイルス

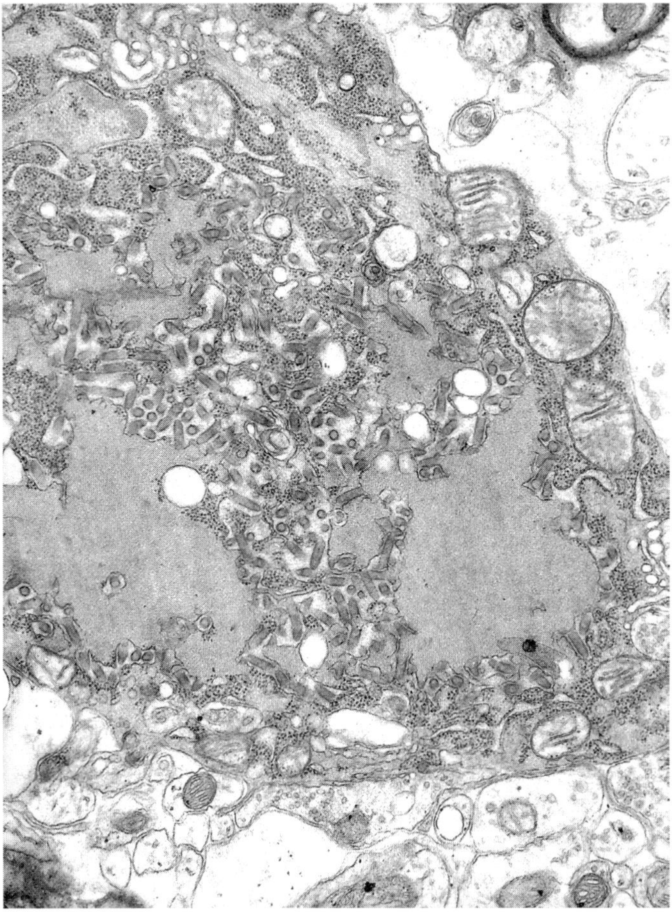

細胞に感染した狂犬病ウイルスの電子顕微鏡写真。濃いグレーの桿状の粒子はすべてウイルス
Centers for Disease Control and Prevention's Public Health Image Library (PHIL)

3-22 腸チフスワクチン

ワクチン接種が渡航時に必要なこともあります

腸チフスはチフス菌によって起こる感染症です。チフス菌はサルモネラ属に属します。パラチフスＡ菌によるパラチフスは類縁疾患です。

動物が保有していることの多い非チフス性サルモネラ菌と異なり、チフス菌とパラチフスＡ菌はヒトのみに感染します。また、非チフス性サルモネラ菌による病態は急性胃腸炎が主であるのに対して、腸チフスとパラチフスは持続する発熱が主症状です。1～2週間の潜伏期間を経た後、徐々に高熱となり、発疹を伴うこともあります。発症して数週間したころに起こる腸出血や腸穿孔は重篤な症状なので、チフス菌の感染後は注意が必要です。

上述のように症状は一見穏やかなので、症状だけから診断することは難しく、血液培養で菌を分離することが行われます。急性期を過ぎて症状がおさまってからも、胆嚢内に菌がとどまる場合が多く見られ、そのようなヒトが感染源となって、ヒトからヒトへと広がります。治療方法は抗菌薬（抗生物質）に限られますが、これもやはり、抗生物質の効かない耐性菌の出現が確認されており、今後どのような治療方法が、選択肢として人類に与えられているのかを考えると不安です。

腸チフスの予防には、注射用不活化ワクチンと経口生ワクチンがありますが、いずれも日本では承認されていません。海外渡航する際に、渡航先によってはワクチン接種が推奨されることもあり、その場合はトラベルクリニックなどで、未承認接種を行うことが可能です。

3-23 コレラワクチン

ワクチンがあまり接種されない疾患です

コレラの語源は、ギリシャ語で「胆汁の流出」という意味で、つまり下痢症のことです。コレラ菌の中で、コレラ毒素を菌体外に分泌する性質を持つ菌種に汚染された飲食物を摂取することが原因となり、激しい水様性下痢をきたす疾患です。流行は地域性で潜伏期間は、数時間~5日。通常1日前後です。国内で有毒性コレラ菌に感染していることが判明した人は、感染症法によって特定の就業制限を受けます。

日本国内で流通している飲食品でコレラを発症することはないと思われますが、国外で感染したり、輸入食品や国内各地の河川からコレラ菌が確認されたりすることはあります。

コレラ菌を摂取しても、ほとんどの場合、胃液により無毒化されますが、希に消化液をすりぬけるものがおり、小腸粘膜に到達するとコレラ毒素を分泌するようになります。毒素が小腸粘膜に作用すると、細胞内に蓄えられている水分が腸から大量ににじみだし、米のとぎ汁に例えられる下痢を発症し、下痢の量は1日10リットルに達することもあります。結果として脱水症状に陥り重篤化します。特に、胃切除者や抗胃潰瘍薬を服用中の基礎疾患のある患者で胃酸の分泌が悪い人は重篤化するリスクが高まります。

抗菌薬で菌を駆除するよりも、体外に流出する水を補給するほうが最優先のため、治療の第一の基本は、イオン濃度が調整された水分の補給です。

ワクチンは、以前より注射による不活化ワクチンが使用されていましたが、効果が低いことが問題とされ、近年は安全で効果が高い経口不活化ワクチンが使用されています。国内未承認です。

3-24 デング熱ワクチン

ワクチンが抗体依存性感染増強を起こす

日本において、デング熱の発症例は、2010年以降はほぼ毎年200人を超えています。ほとんどは、熱帯地域への渡航者が帰国後に発症したものです。しかし、2014年、東京・代々木公園を中心にデング熱を媒介する蚊の発生が起こり、公園が閉鎖されたり、防護服を着た職員が殺虫作業をする様子がテレビに流れたりして大騒ぎになりました。このときの流行はなんと国内70年ぶりのもので、162名（都内で108名）の感染者を出しました。また、上野恩賜公園など都内各所に感染地が広がっていることも、のちの調査で明らかとなりました。

デングウイルスには4つの型があり、一度感染しても再感染します。世界では毎年4億人近くが感染していますが、初回感染時には症状が出ない人がほとんどです。ところが、再感染した場合には命を落とすことがあり、これは「抗体依存性感染増強」と呼ばれている現象です。

デング熱のワクチンも抗体依存性感染増強に寄与してしまうため、ワクチンを小児に接種すると初回感染と同じ状況を作り出してしまい、後年、本物のデング熱ウイルスに感染した際にかえって重篤な症状に陥る高い危険性があります。本当に有効なワクチンは存在しないため、日本人に対しては、デング熱流行地域に渡航する人に対してさえもワクチン接種は推奨されていません。媒介蚊に刺されないようにするしかないのが実情です。

また、フィリピンではワクチンを国が推奨したことによって、かえって重篤な患者が続出し、国民のワクチン忌避を引き起こし、感染症発生率が上がっています。日本のHPV同様、ワクチン行政の難しさを示す事例となってしまいました。

第4章

ワクチンの歴史

筆者は実は科学史ヲタクです。科学史について語りたくて語りたくて仕方なくて、それでこの章を作りました。正直言うと、現在の科学はあまりに細分化され、あまりに深化した結果、「これが最先端科学です」と提示されてもおもしろいと感じることが難しくなっているのです。でも科学史は違います。科学史は人類の歩みそのものです。サルとヒトの違いは科学を手にしたか否か、唯一その一点だと思っています。

4-1 ワクチンの起源

ワクチンの起源は天然痘に始まる

ワクチンによる予防接種の起源について紹介します。ワクチンの概念は18世紀以降のものですが、太古の昔から人類はさまざまな工夫によって難病を乗り越える努力を続けてきました。その難病のひとつが天然痘であり、天然痘に対する人類の対抗手段として見つけ出されたのが種痘です。

天然痘とは、かつて世界的に猛威をふるった発疹性の急性ウイルス感染症です。発症した場合、10~14日の潜伏期ののち、高熱とともに初期の発疹が、そして数日後に本格的な発疹症状が現れ、致死率は30%以上に至る恐ろしい感染症です。医療関係者・科学者の懸命な努力によって、WHOは1980年5月8日に地球上からの消滅を公式に宣言しました。

予防接種の起源は紀元前1000年ごろまでさかのぼることができます。当時すでに天然痘は世界的に拡散した難病となっていたようで、古代インドにおいて、人痘接種法（人痘法）と呼ばれる天然痘患者の膿やかさぶたを別の健康な人に接種したり、健常者をあえて感染者に濃厚接触させたりすることによって免疫を獲得させる方法が実践されていました。

人痘法は18世紀前半に欧米に伝わりましたが、接種した健康な人における天然痘の発症が相次ぎ、人痘法は危険として廃れていきました。当時の天然痘の死亡率は10%にも達していたのです。より医学的に正しい天然痘予防ワクチンを最初に使用したのは、近年ではベンジャミン・ジェスティという人物だったのではないかという説も出てきていますが、教科書的には1796年に使用したイギリス人医師エドワード・ジェンナーです。

表4-1　ワクチンの簡単な歴史

紀元前1000年ごろ	人痘の起源？
1700年代前半	人痘法がヨーロッパに伝わる
1790年ごろ	徳川家斉・別名オットセイ将軍が人痘を始める？
1796年	英国人医師ジェンナーが天然痘予防として種痘を開始する
1849年	オランダ人医師が日本で種痘を始める
1885年	フランスの科学者パスツールが狂犬病ワクチンを発明
1918年	スペイン風邪が世界中で大流行し、数千万人が死亡する
1921年	フランスで結核ワクチンBCGが初めて使用される
1948年	日本で予防接種法制定
1960～70年代	日本でワクチン接種による健康被害が社会問題化
1980年	WHOが天然痘の根絶を宣言
1994年	日本の予防接種法が改正され、予防接種が義務から努力義務になる

Column

天然痘

痘瘡ともいいます。ウイルス（写真）性感染症で、1967年から開始された全世界痘瘡根絶活動により、1977年のソマリアでの患者が最後となり、1980年にWHOが根絶を宣言しました。比較的致死率の高い大痘瘡と致死率が1%以下の小痘瘡とがあります。しかし、近年は痘瘡ウイルスがバイオテロ兵器として使用される危険性が指摘されています。ウイルスはリンパ節で増殖し、全身に感染が広がります。潜伏期間は7～16日。細菌性二次感染を伴うと重症化します。発病後2～4日間の発熱、全身倦怠感などの前駆症状に引き続き、発疹･水疱の皮膚症状が現れます。痘瘡ワクチンが感染予防に有効です。

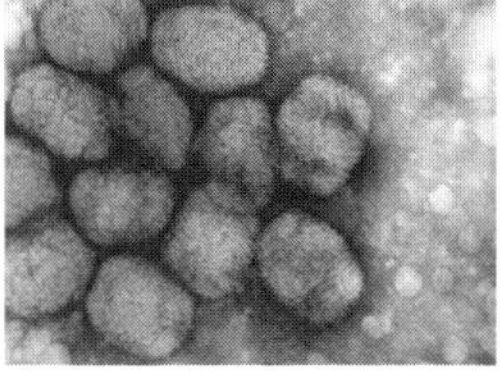

4-2 ジェンナーと種痘

ワクチンはジェンナーによって発明された

ジェンナーが発見したのは牛痘種痘法というもので、牛の乳搾りを仕事とする女性が感染したヒト牛痘病変から採取した試料を８歳の少年に接種しました。これがワクチン効果をもたらし、その後同じ少年にヒトの天然痘症状の膿を接種しても天然痘を発症しないことが確認されました。1796年のことで、教科書的にはこれが人類のワクチンの発明のときとされています。

牛痘は牛の天然痘で、牛痘ウイルス感染により、牛の皮膚，乳牛の乳頭・乳房に痘瘡のできる一方で、ヒトの天然痘とは異なり良性で死に至らないことが特徴です。牛痘を発症した乳牛に搾乳などで接触することで牛からヒトへと感染します。ヒトで発症すると発熱や腫れを伴いますが、やはり重篤な症状には至らず、手指などの局所の軽度な発疹にとどまります。

ジェンナーが少年に接種したのは、当時はそれとは知られていなかったものの、牛痘ウイルスそのものでした。それによって、少年のからだに牛痘に対する抗体が形成され、その抗体が類似疾患である天然痘にも功を奏したのです

ジェンナーが牛痘種痘法を発見したきっかけは「乳搾りをする女性は天然痘にかからない」という言い伝えでした。当時、天然痘の正体がウイルスであることは知られていませんでしたが、ジェンナーは乳搾りをする女性の多くに牛痘の痕跡があることに気づきました。そこで、彼女たちは天然痘よりも軽症ですむ牛痘に感染しており、それがきっかけで抵抗力が生まれ、牛痘に似た天然痘にもかかりにくくなっているという仮説を立て、少年に牛痘採取物を接種し、見事成功したのです。

図4-1　ジェームズ・フィップス少年に牛痘を接種するジェンナー

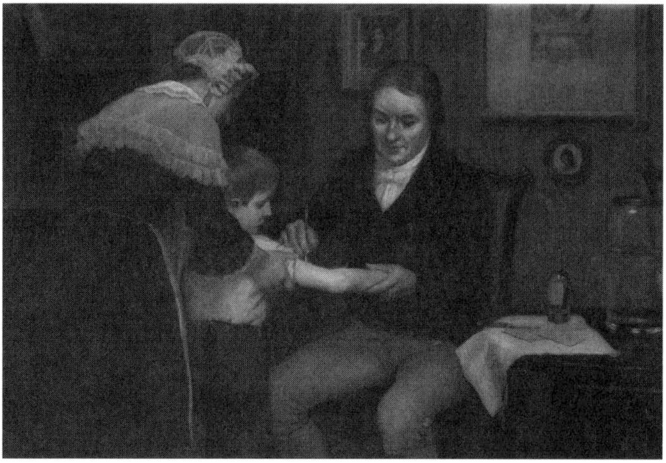

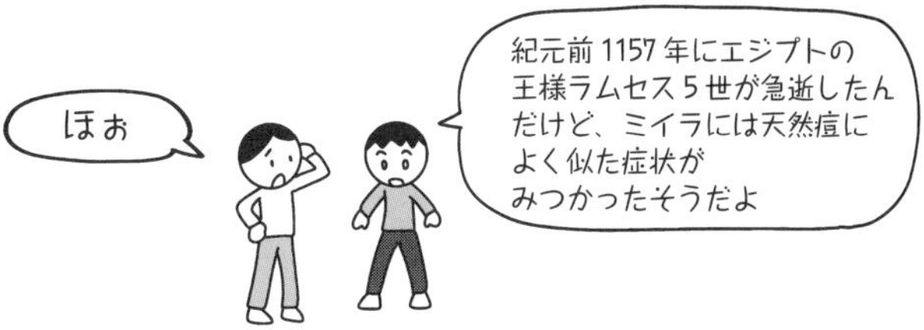

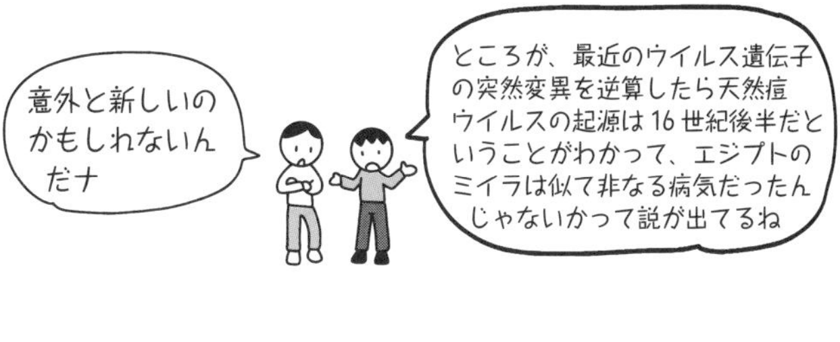

4-3 パスツールと家禽コレラ

ワクチンは家畜で重篤化しない疾患が対象

ジェンナーの牛痘種痘法は非常に幸運な環境の中で発見されたもので、この手法をそのほかのあらゆる感染性の病気に適用することはできません。なぜならば「ヒトでは予防対策が必要なほど重篤な症状を呈するものの、その他の動物では軽症で済む病気」というのはめったにないからです。天然痘と牛痘はこの関係を満たしていたがゆえに、ジェンナーの手法は成功を収めたのです。

「免疫学の父」と呼ばれる19世紀フランスの細菌学者ルイ・パスツールの考えは、そのような良性の病気が見つからないのであれば、ヒトに感染して強い症状を示す病原体を改造して、症状が弱く安全な病原体を作り出し、それを予防接種に使えばよいのではないか、というものでした。

パスツールは、ニワトリの感染症である家禽コレラの研究をしていました。コレラはコレラ菌によって発症する病気で、人間がかかると激しい下痢によって急速に脱水症状が進み、高い確率で死に至ります。パスツールは家禽コレラの原因菌を突き止め、その培養実験を行っていましたが、培養したまま放置していた菌のかたまりをニワトリに接種したところ、コレラ菌は生きているにもかかわらず、そのニワトリが家禽コレラを発症することはありませんでした。そこで、このニワトリに、本来なら発症確実な新鮮なコレラ菌を接種してみたところ、なんと家禽コレラを発症しなかったのです。つまり、牛痘のニワトリ版の実験に成功したのでした。パスツールが発明したのはウイルスを動物に接種し続けることによって毒性を弱める連続継代培養と呼ばれる方法で、後に狂犬病ワクチンの発見につながる技術でした。

Column

エドワード・ジェンナー（1749-1823）

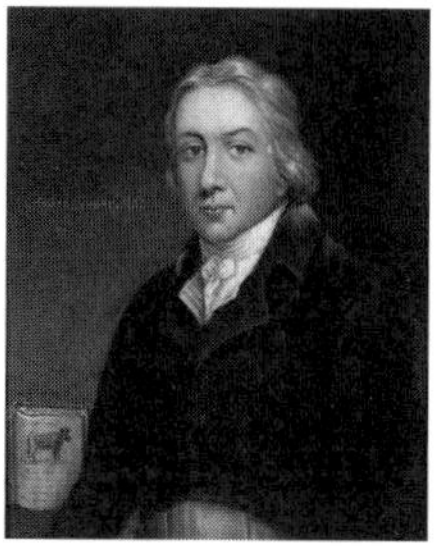

英国人医師。牛痘接種法の発明が主な業績。1770年、英国の外科医で「実験医学の父」と呼ばれるジョン・ハンターの弟子となって修行を積み、3年後、故郷のバークレイに帰って開業しました。診療のかたわら、牛痘に罹患した農夫は天然痘に感染しないという俗言を実験的に証明し、牛痘接種法を発明しました．天然痘を地球上から根絶するのに有力な武器となったその方法については、『牛痘の原因および作用に関する研究』（1798）として著述し、世界に広がりました。

Column

ルイ・パスツール（1822-1895）

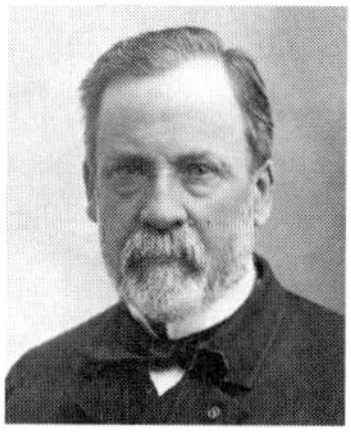

フランスの化学者・細菌学者。ストラスブール大学などを経て1867年パリ大学の化学教授に就任し、1888年にパストゥール研究所が設立され初代所長となりました。コレラの研究は後年のもので、もともとは結晶化学の研究者として多くの業績を上げました。光学活性の研究に取り組んだのち、発酵の研究に移りました。微生物学においては、乳酸菌を発見しました。また、沸騰させたあと空気を断った容器中では物が腐らないことを示して、生物は自然には発生しないことを証明しました。当時は、微生物は自然発生するという説が有力だったのです。

4-4 パスツールと狂犬病

ワクチンは病原体ウイルスの弱毒化がポイント

その後パスツールは、これもまた致死率の高い炭疽菌について研究を行い、今度は計画的に炭疽菌を長期間培養することによって病原性の弱い炭疽菌を得ることに成功しました。この弱毒炭疽菌を事前に接種されたヒツジは、のちに病原性の高い炭疽菌を接種されても症状を発することはありませんでした。このように炭疽菌の予防に成功し、弱毒化した病原体接種による病気の予防という明確なストーリーが完成しました。これで病原体の「弱毒化」さえ成功すれば多くの感染症を予防できる可能性があることがわかりました。パスツールは次に狂犬病予防の研究に取り組みます。

パスツールが狂犬病ワクチンの開発に成功したのは1885年のことでした。当時のワクチンは動物の脳に狂犬病ウイルスを感染させて製造されていたため、接種を受けた人が別の感染性疾患を発症し、神経系の重大な有害事象が発生することがありました。現在用いられている狂犬病ワクチンは、狂犬病ウイルスを感染させた細胞を培養して大量生産し、ウイルスを化学薬品で不活化して製造されていますので、重大な有害事象は報告されていません。ヒトからヒトへは、患者に咬みつかれたりしない限りは感染しないため、爆発的な感染が起きる疾患ではありません。日本では1956年を最後に国内感染は知られていません。詳しくは3-21節を参照してください。

なお、パスツールの業績は、低温殺菌法の確立、嫌気性菌と通性嫌気性菌の発見、パスツール効果の発見など多岐にわたり、近代における最も偉大な科学者の一人です。

表4-2　狂犬病の診断と治療・予防

	潜伏期	診断	ワクチン接種・治療
ヒト	1～ 3か月	PCR法による病原体の遺伝子の検出	○治療： 発症後の有効な治療法はない。 ○予防： 罹患動物に咬まれた場合、ワクチン接種などにより行う。海外の狂犬病発生国で頻繁に動物に接する場合には、渡航前に狂犬病ワクチンを接種しておくことが望ましい。
		蛍光抗体法によるウイルス抗原の検出	
		間接蛍光抗体法またはELISA法による抗ウイルス抗体の検出	
		分離・同定による病原体の検出	
イヌ	2週間～ 2か月	脳組織の塗抹標本を用いた直接蛍光抗体法によるウイルス抗原検索	○治療： 治療はしない。 ○予防： 年1回の予防接種が義務づけられている。
		脳組織乳剤を用いたRT-PCR法によるウイルス特異遺伝子の検出	
		脳組織乳剤をマウス脳内およびマウス組織芽細胞腫由来培養細胞に接種して行うウイルス分離法	

表4-3　近年の日本における狂犬病発生状況

	1953	1954	1955	1956	1970	2006	2020
死亡者数	3	1	0	1	1	2	1
感染犬発見数	176	98	23	6	0	0	0

2020年11月24日時点

※1970年以降の全4名の死亡者はいずれも海外旅行中に犬に咬まれ帰国後死亡したもの
※1970年以降においても、発症後の死亡率は100%

表4-4　狂犬病清浄地域

厚生労働大臣が指定する狂犬病清浄地域（2020年）
日本、フィジー、ニュージーランド、オーストラリア、アイスランド
スウェーデン、ノルウェーの一部、アイルランド、英国の一部

4-5 北里柴三郎と破傷風

ワクチンは血清療法も含む考え方

北里柴三郎は「日本の細菌学の父」として知られる医学者・細菌学者ですが、1885年からドイツのベルリン大学へ留学して研究をしていました。そこで、ドイツの医師であり細菌学者でもあったロベルト・コッホと出会い、当時まだ治療方法が知られていなかった破傷風の原因細菌を発見・単離し、試験管内で菌を育てて増やすことに成功しました。

このころはちょうど狂犬病ワクチンが発明されるなど、弱毒化した病原体による予防効果が注目を集めていた時代で、北里も破傷風菌が育った液体（培養液）の中にはワクチンに使える成分が含まれているのではないかと考えました。そこで、培養液をウサギに注射したところ、注射量が多いとウサギは破傷風で死んでしまいましたが、希釈するとウサギは生き残ることに気づきました。

さらに、生き残ったウサギの血液の上澄みである「血清」を別の健康なウサギに注射したところ、そのウサギはそののちに破傷風毒素を注射されても生き残ることを発見しました。このことから、北里は獲得免疫を得た動物の血清には毒素を中和する物質ができていると判断しました。これは現在で言うところの抗体を含む血清を用いた「血清療法」に相当します。

北里はその後、血清療法を同じくヨーロッパで恐れられていたジフテリアにも適用できるのではないかと考え、ドイツの医学者エミール・ベーリングと共に研究を行い、ジフテリアについても免疫療法を確立しました。さらに北里はペスト菌を発見するなど、感染症の研究において大きな業績を上げ続けました。日本の研究者も決して欧米の科学者に負けてはいなかったのです。

Column

北里柴三郎（1853-1931）

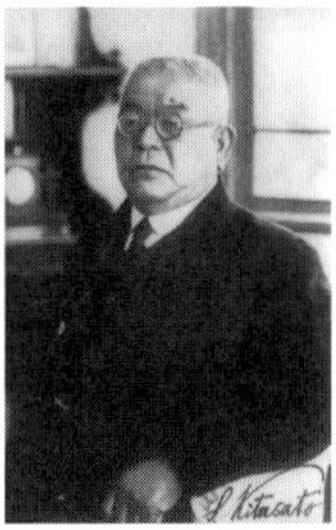

日本の細菌学者。東京医学校（現、東京大学医学部）卒業後、ドイツに留学中の1890年破傷風の血清療法を発表して世界の学界を驚嘆させました。帰国後、1892年に設立された伝染病研究所の所長に就任。1894年、香港でペスト菌の発見を報告。1914年、政府は伝染病研究所を内務省所管から文部省へ移し、東京帝国大学付属を決定したので、これに反対して所長辞任、北里研究所を創立。1913年には日本結核予防協会を創設し、副会頭として結核撲滅に努めるなど，日本の公衆衛生に力を尽しました。

Column

破傷風ワクチン

ワクチンは不活化トキソイドが用いられており、単剤のほか、日本では小児定期接種の四種混合ワクチン（DPT-IPV）、三種混合ワクチン（DPT）、二種混合ワクチン（DT）に含まれています（D:ジフテリア、P:百日せき、T:破傷風、IPV:不活化ポリオワクチン）。免疫はワクチン接種のみによって獲得できますが、効果は10年程度で必要抗体価を下回るため、正しく予防するには10年ごとの追加接種が必要です。しかし、破傷風菌は環境常在菌で、健常人が破傷風菌にさらされても発症することはほぼありません。これは破傷風毒素抗原に対するブースター効果ではなく、自然免疫による雑菌の排除だと思われています。ただし、土壌中には芽胞が多いため、土木従事者や災害被災地ボランティアは接種が望まれます。被災地の復興支援などで、安全靴を着用せず、釘を踏んで足に刺さったなどの外傷後に対しては破傷風ワクチンが発症予防のために接種されます。

4-6 感染症との戦い

ワクチンが存在しない新興感染症の恐怖

人類は多くの感染症を克服し、特に、先進国においてはほとんど死に至る感染症は克服されたかに見えました。そんな平和な時代を謳歌しようとしていた21世紀、死亡率90%にも達する衝撃的な感染症が突然現れました。エボラウイルス病（旧名：エボラ出血熱）です。西アフリカから始まった感染流行はあっという間にニューヨークに上陸してしまい、世界を恐怖のどん底に突き落としました。

エボラウイルス病は治療方法がなく、その症状は、文字で表現することも難しい、内臓が溶けて全身から血を噴き出して死んでいくような状況でした。生き残った10%の感染者には失明や脳障害などの重い後遺症が待っていました。

新興感染症は動物が保有する病原体に由来するものが圧倒的に多いことがわかっています。エボラウイルスはジャングルの奥深く、人類と隔離されたところでコウモリと共生していたものが、森林伐採などで一気に人類との距離を詰めてきたものと思われています。

世界各国の支援団体から医療従事者が現地に派遣されましたが、アフリカという高温多湿の地での防護服による防護には限界があり、派遣団員らが次々に感染する事態になりました。また、潜伏期にある渡航者が欧米にウイルスを持ち込むケースも相次ぎ、人類ももはやこれまでかとの瀬戸際に立たされました。私たちは早くもその恐怖を忘れていますが、2020年6月1日、WHOから、コンゴ民主共和国赤道州においてエボラウイルス病の新たなアウトブレイクが発生したことが発表されました。

Column

エボラウイルス病予防ワクチンの現状と日本の惨状

エボラウイルス病予防ワクチンが有効率95～100%の大成功を収めていることは第1章の冒頭で紹介しましたが、2020年11月時点では2種類のワクチンが当局の承認を受けて使用中、数種類のワクチンが臨床試験の最終段階にあります。

予防ワクチンとして最初に承認されたのは、エボラウイルス粒子表面の糖タンパク質を抗原として発現するように遺伝子を組み換えた弱毒化家畜感染症ウイルスrVSV-ZEBOVでした。承認は2019年11月にEUで、12月に米国と相次いで行われました。臨床試験として、ギニアにおいて10万人以上の人々に接種が行われており、発症者数が少ないので断言はできないものの、ほぼ完全な予防効果が見られています。副反応はワクチン一般に見られる注射部位の腫れ、発熱などで、重篤なものはなく、中等度の副反応も1週間以内には消失していますので、感染のおそれのある人はぜひとも接種すべきワクチンです。このワクチンは、欧州における、ごく少数のボランティアが参加した第一相臨床試験で注意を要する副反応例が出たため、2014年に臨床試験が中断されるトラブルに見舞われました。しかし米国メルク社の決断で、さらなる安全性を確保した上で臨床試験が再開された経緯があります。メルク社は売上高世界第4位のメガファーマで、企業体力があったことが臨床試験の継続に成功した理由のひとつであると思われます。

残念なことにエボラウイルス病ワクチンの臨床試験においては日本の製薬メーカー・大学は姿形も見えません。気候変動や人モノの移動によって新興感染症が散発する中、日本のワクチン開発力をブーストする必要性を感じます。

4-7 エマージングウイルス

ワクチンで対処できないウイルスの恐怖

エマージングウイルスとは、突如現れ、広範囲に猛威を振るうウイルスのことです。厚労省では「新興・再興感染症」という訳語を当てています。

エマージングウイルスは野生生物由来であることがほとんどで、人間とは離れた場所で野生生物と静かに共生しているものです。しかし、野生動物の輸入、公衆衛生基板の破綻、自然破壊、医療上のミス、気候変動、グローバリゼーションなどによって、免疫力を持たない人間に感染することがきっかけで拡大します。以下に例を紹介します。

- 1967年にはドイツなどでマールブルグ病が発生しました。ウガンダから輸入されたミドリザルによって持ち込まれたものですが、もともとはアフリカの熱帯雨林でオオコウモリを宿主としていたウイルスでした
- 1970年に東アフリカでアスワンハイダムが建設された際に、森林破壊によって動物の移動パターンが変化しました。その影響から、1977年にエジプトで数百万人が感染するリフトバレー病が猛威を振るい、数千人が死亡する惨事となりました
- 同じく1970年代のアフリカでは、天然痘ワクチン接種に使った注射針の使い回しが原因でエイズ被害が発生しました
- 1976年にはザイールでエボラ出血熱（現、エボラウイルス病）が発生しました。劣悪な医療環境の中で注射器の使い回しなどが行われ、大勢の人に感染が広がりました
- 1993年のハンタウイルス肺症候群の流行は、前年のエルニーニョが関わっているとされています。エルニーニョによる気候の変化で大雨が降り、松の実が大豊作となって、それを食料とするシカネズミが大量発生し、シカネズミが持つシンノンブレウスウイルスがヒトへの感染を広げました

表4-5　主なエマージングウイルス

		発生国・地域	自然宿主
1967	マールブルグ熱 マールブルグウイルス	ドイツ	コウモリ
1969	ラッサ熱 ラッサウイルス	ナイジェリア	ネズミ
1976	エボラウイルス病 エボラウイルス	ザイール（当時）	コウモリ
1977	リフトバレー熱 リフトバレーウイルス	アフリカ	ヒツジ ウシ
1981	エイズ ヒト免疫不全ウイルス	アフリカ	チンパンジー
1993	ハンタウイルス肺症候群 シンノンブレウイルス	アメリカ	ネズミ
1997	高病原性トリインフルエンザ トリインフルエンザウイルス	香港	カモ
1999	ウエストナイル熱 ウエストナイルウイルス	アメリカ	野鳥
2003	SARS・重症急性呼吸器症候群 SARSコロナウイルス	中国	コウモリ
2004	高病原性トリインフルエンザ トリインフルエンザウイルス	アジア	カモ
2009	新型インフルエンザ インフルエンザウイルス	アメリカ	ブタ？
2012	MERS・中東呼吸器症候群 MERSコロナウイルス	サウジアラビア	コウモリ
2015	ジカ熱 ジカウイルス	ブラジル	サル
2019	新型コロナウイルス感染症 新型コロナウイルス	中国	コウモリ

4-8 ワクチンによる感染症の根絶

ワクチンで根絶されたヒト感染症はひとつだけ

人類が根絶に成功したヒト感染症は天然痘だけです。日常生活では、結核も日本脳炎も過去の疾患のように思えますが、いずれも毎年わずかながら死者を出し、日本脳炎などは、感染を媒介する豚や蚊は日本国内にわんさかいる状況です。また、地球上のすべての動物にワクチン接種をすることは不可能なので、ヒトと野生・家畜動物共通の感染症はそもそも根絶が不可能だという問題もあります。根絶可能な感染症の特徴をまとめると次のようになります。

- 有効なワクチンがある
- ワクチンの接種率が世界全体で高い
- 有効な治療薬がある
- 有効な検査方法がある（感染者を特定できる）
- ヒトにしか感染しない
- 発症していない段階では、感染源にならない
- 感染しても症状がでない不顕性感染がない

人間にしか感染しない感染症の観点から、ポリオや麻しんは根絶が可能なのではないかと考えられます。WHOは1988年に、2000年にはポリオを根絶するという決議を採択し、熱心な取り組みが行われました。しかし確かに患者数は激減したものの、3-13節で紹介したとおり、ワクチン由来株の自然感染という新たな問題が出ています。その背景には、感染症は、一般論として不衛生な環境、貧困環境、政情不安などによって感染が続くという点があります。さらにはワクチン忌避の感情も理由に加えられるべきと思います。

表4-6　WHOがワクチンによって予防できるとしている26の感染症（VPD）

1	麻しん 麻しんウイルス
2	風しん 風しんウイルス
3	コレラ コレラ菌
4	髄膜炎菌感染症 髄膜炎菌
5	インフルエンザ インフルエンザウイルス
6	ジフテリア ジフテリア菌
7	おたふく風邪 ムンプスウイルス
8	破傷風 破傷風菌
9	A型肝炎 A型肝炎ウイルス（HAV）
10	百日せき 百日せき菌
11	結核 結核菌
12	B型肝炎 B型肝炎ウイルス（HBV）
13	肺炎球菌感染症 肺炎レンサ球菌
14	チフス チフス菌
15	E型肝炎 E型肝炎ウイルス（HEV）
16	ポリオ ポリオウイルス
17	ダニ媒介性脳炎 ダニ媒介性脳炎ウイルス（TBEV）
18	ヒブ感染症 インフルエンザ菌
19	狂犬病 狂犬病ウイルス
20	水痘・帯状疱疹 水痘・帯状疱疹ウイルス
21	ヒトパピローマウイルス感染症 ヒトパピローマウイルス（HPV）
22	ロタウイルス感染症 ロタウイルス
23	黄熱病 黄熱ウイルス
24	日本脳炎 日本脳炎ウイルス
25	マラリア マラリア原虫
26	デング熱 デングウイルス

4-9 日本での予防接種対応の変遷

ワクチンは日本でも人痘から始まった

日本での予防接種の歴史は江戸時代までさかのぼります。1790年、徳川家斉《いえなり》（在任：1787-1837）・別名オットセイ将軍の時代の天然痘治療が最初でした。このころは非常に平穏な時代で、家斉はとても健康で病知らずだったとされています。外国の滋養強壮に効くとされるものは積極的に服用していたようで、オットセイ将軍のあだ名も精力増強、要は子作りに励むためにオットセイの陰茎を粉末にしたものを飲んでいたというウワサが広まったためです。

1790年といえば、西洋においても牛痘法が発見される前のことで、当然ながら日本に導入されたのは、天然痘に罹患したヒトの膿を使った人痘法でした。その後は長年、日本において予防接種の概念の発展はありませんでした。

1897年になって、伝染病予防法が制定され、この中で、コレラ、赤痢など10種の感染症が、主には患者の隔離を中心とした予防対策をするべき感染症として定められました。

1942年、結核を予防するためのBCG集団接種が開始されましたが、このころは第二次世界大戦の真っ最中～終戦直後の時代で、大戦に敗れた日本では感染症の大流行が起き、結核についても死亡率が急上昇した時代でした。

戦後の予防接種はGHQによって進められ、集団接種により大規模感染は抑えられ、1948年に第1章で紹介した予防接種法が制定されました。対象になったワクチンは天然痘、ジフテリア、腸チフス、百日せき、結核などで、1961年にポリオが追加されることによって、現在につながる日本の予防接種体制の原型が整ったことになります。

図4-2　感染症の病原体「原虫」とは（その1）

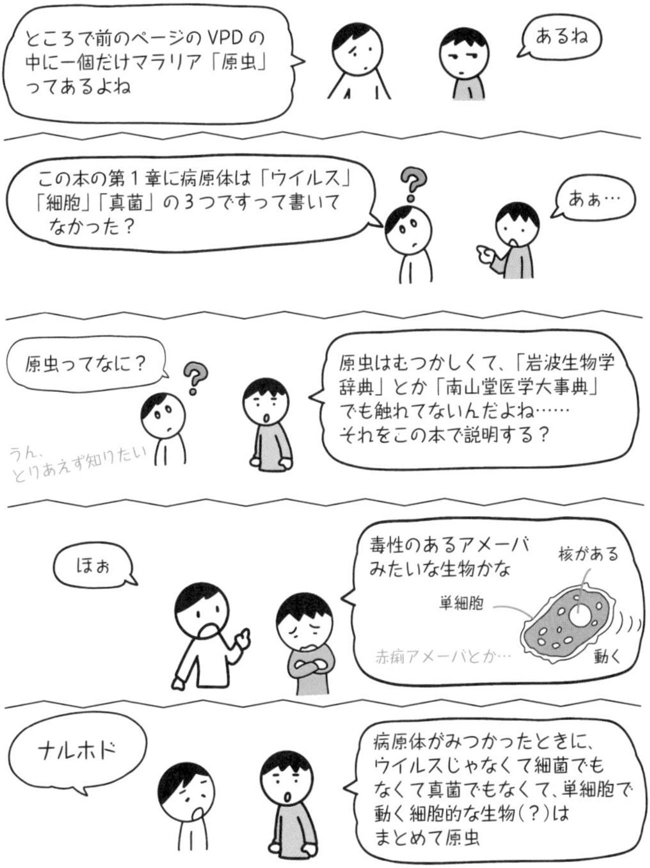

4

4-10 学校での集団接種の変遷

ワクチンの集団接種は効果があった

前節で紹介したとおり、1948年に予防接種法が制定され、当初は集団接種が行われていました。1965年生まれの筆者も集団接種世代で、学校の体育館で医師の前に並ばされ、医師は1本の注射器に数人分のワクチンを吸い取って、針の交換もせずに次々に児童にワクチン接種をしていました。今の時代ならば針の使い回しなど考えられないことです。さらに、注射針は数回使うと針先が鈍ってしまい、あとに接種される児童ほど痛いという、感染症よりも児童にとってわかりやすい大問題がありました。このように1962年～1994年にかけて、小中学校ではインフルエンザワクチンの集団接種が行われていたのです。

ところが、1994年に予防接種法の大幅改正が行われ、集団接種・接種義務が個別接種・努力義務へと変わりました。背景にはMMRワクチン（三種混合ワクチン）禍が起きたことで行政の強制的対応の責任が問われ、予防接種行政が及び腰になったことが挙げられます。さらには、第5章で軽く触れますが、1987年に「前橋レポート」と呼ばれる、インフルエンザワクチンの集団接種は効果がないとする、調査方法に問題のある報告書が前橋市から出され、マスコミが大きく取り上げた影響もあると思われます。現在では国内外問わず、児童・生徒がインフルエンザの予防接種をすることによって、本人はもちろん、その周辺の人もインフルエンザをうつされるリスクが低減し、国全体として死亡率が低下することは明白な事実になっています。しかし、依然として政府はインフルエンザの予防接種を受けましょう、と推奨するばかりで、最も効果的な集団接種に取り組む体制は復活していません。

図4-3　感染症の病原体「原虫」とは（その2）

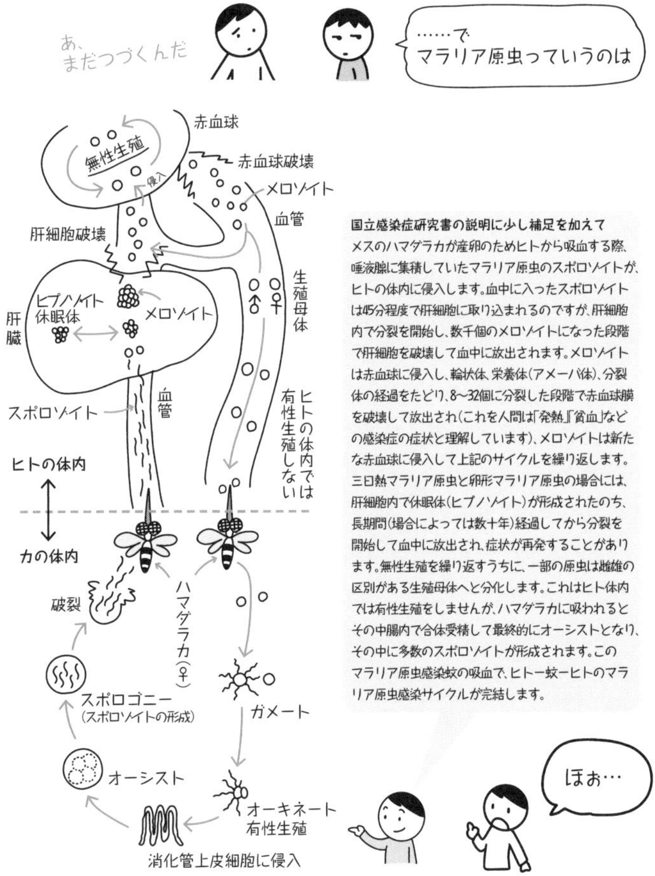

4-11 日本のワクチン禍

ワクチン禍は不幸だが接種はすすめるべき

初期のワクチンは、弱い感染症に感染させて免疫を獲得させ、将来の本番に備える、というコンセプトでしたので、副反応は避けられないものでした。しかも、日本でワクチンが接種されるようになった直後は、世界的にも現在ほどの高い製造技術がなかったために何度かのワクチン禍が起きています。しかし、第二次大戦後の日本では、ワクチンの副反応の問題よりも、劣悪な衛生環境が原因で蔓延する感染症を防ぐほうが優先され、GHQの強権的予防接種施策が進められました。その結果、1948年に「京都・島根ジフテリア予防接種事故」が発生し、84名もの死亡者を出しました。

筆者の生まれた1965年前後はちょうど日本の高度経済成長期に該当し、公衆衛生はかなり改善され、予防接種も集団接種が充実したことによって感染症は激減を続けました。しかし、当時のワクチンに対する見方は、副反応は起きても受け入れざるを得ないもの、という考え方が広く浸透しており、脳炎などは現在よりも高い数十万人に一人程度の確率で副反応が起きていました。公的負担による被害者救済制度が始まったのもこのころです。

2000年前後になると薬禍は見逃してはならないもの、という時代になり、製造技術の改善も進み、確かに薬禍は減りましたが、当然ながらリスクをゼロにすることは不可能です。ごく希ではありますがワクチンによる副反応被害は続きました。国が予防接種の主体となったワクチン禍における裁判で国の敗訴が相次いだことから、集団接種のとりやめなど、ワクチンに対する後ろ向きの対応が目立つようになってしまいました。

Column

京都・島根ジフテリア予防接種事故（1948）

日本でかつて発生した世界最悪のワクチン禍です。これはジフテリアの予防接種において発生したもので、ジフテリア菌の毒素を無害化したトキソイドワクチンが使用されたのですが、ワクチンの一部で無毒化が不十分だったというミスが起き、そのワクチンを接種した多くの乳幼児に症状が現れました。まず京都府で、約10万人に接種され、606名が発症し、68名が死亡。同じワクチンが島根県でも使用され、死者16名が出ました。この事件では、京都府で副反応が出た際に直ちにジフテリア予防接種そのものを一時中止すべきでしたが、京都で使用されたワクチンとロットが違うため問題ないと判断された点が過誤でした。複数ロットにおいて毒素が含まれていたのです。

Column

カッター事件（1955）

本事件はポリオの予防接種において発生しました。米国カッター社が製造したワクチンの接種を受けたこどもにポリオ患者が発生したものです。38万人のこどもに接種が行われ、204名が発症し、11名が死亡しました。ポリオワクチンは、ホルマリン不活化弱毒ウイルスでしたが、処理が不十分で、強毒ウイルスがワクチンに混入していたことが原因でした。本事件では製造上のミスはもちろんのこと、検査体制でもミスが起きたことが被害拡大につながりました。ワクチンの品質管理は、国家検定基準に従って行わなければなりませんが、当時、ポリオワクチンは緊急事態的にニーズが高まっており、簡略版の手順書が作成され、不活化状態の検査が大幅に簡略化されてしまっていたのでした。

4-12 新型コロナウイルス感染症

ワクチンで新型コロナウイルスを撃退する試み

2019年12月に中国・武漢で発生した新型コロナウイルス感染症は、2021年1月14日時点で、世界の累積患者数が9,100万人を超え、死者数はおよそ200万人に達しています。統計を取ることが難しい地域や、統計から漏れる貧困層がいることなどを考えると、実際の数値はこれをはるかに上回ることが予想されます。ワクチンは世界各国のメガファーマや創薬ベンチャーによって、感染拡大初期から鋭意研究・開発が進められ、感染報告から1年も経たない段階で、複数のワクチンの大規模接種が開始されました。すでに上市されたもの、あるいは研究・臨床開発中の新型コロナウイルスワクチンの種類としては、mRNAワクチン、組換えウイルスベクターワクチン、DNAプラスミドワクチン、組換えタンパク質ワクチン、組換えウイルス様粒子ワクチン、不活化ワクチンがあります。

mRNAワクチンは、西側先進国で最初に開発に成功したワクチンで、ウイルスのスパイクや殻など抗原タンパク質の遺伝情報を持つmRNAをワクチンとして使用するものです。体内でmRNAが分解されないようにするため、中空ボール状の脂質粒子（ナノ粒子）に封入して投与します（DDS：ドラッグ・デリバリー・システム）。投与後、細胞質内でmRNAの情報を元に抗原タンパク質が生成され、液性免疫・細胞性免疫が誘導されると考えられています。DDSの技術的な難度が問題となり、これまで世界で承認されたmRNAワクチンはありませんでしたが、新型コロナウイルス感染症に対して、スパイクタンパク質の塩基配列を組み込んだmRNAワクチンが実用化されました。

組換えウイルスベクターワクチンは、ヒトに対して病原性のない、または弱毒性のウイルス（新型コロナウイルスとは異なる、ヒトに感染性のあるウイルス）に新型コロナウイルスの抗原タンパク質の遺伝子を組み込んだ組換えウイルスを作成したワクチンです。細胞質で抗原タンパク質を作り出すことで、液性免疫・細胞性免疫を引き起こすと考えられています。新型コロナウイルス感染症では、主にスパイクタンパク質の遺伝子を組み込んだウイルスベクターワクチンが開発されています。

DNAプラスミドワクチンは、抗原タンパク質の塩基配列をコードしたプラスミドDNA（環状になった核外遺伝子：第２章参照）をそのまま投与するものです。それ自体が自然免疫を誘導するとともに、細胞核内に移行し、mRNAに転写され、その後細胞質内で抗原タンパク質に翻訳されることで、液性免疫・細胞性免疫を引き起こすと考えられています。新型コロナウイルス感染症に対しては、スパイクタンパク質の塩基配列をコードしたDNAプラスミドワクチンが開発中です。

組換えタンパク質ワクチンは、ウイルスの構成成分である抗原タンパク質を昆虫細胞や植物、哺乳動物細胞などで産生→単離→精製したワクチンです。投与後は抗原タンパク質が細胞内に取り込まれ、主に液性免疫を誘導すると考えられています。新型コロナウイルス感染症に対しては、主にスパイクタンパク質を抗原とする組換えタンパク質ワクチンが開発中です。

組換えウイルス様粒子ワクチンは、ウイルスのゲノムを含まない外殻タンパク質のみを、微生物や昆虫細胞、植物で産生→単離→精製したワクチンです。投与後は抗原タンパク質が細胞に取り込まれ、主に液性免疫を誘導すると考えられています。新型コロナウイルス感染症に対しては、大阪大学と国内ベンチャーが研究開発を進めています。

4-13 ワクチンとSNS・マスコミ

ワクチンは最新の科学的知見で評価すべき

ワクチンのリスクは、科学的に見れば百万分の一程度の希な事象で、ワクチンから受ける恩恵はそれを補って余りあるものです。

ところが、ネットを検索するとワクチンの副反応に対して過剰な恐怖を煽るページがたくさんヒットします。Twitterなどの SNSで「ワクチン」をキーワードにタイムラインを作ると、ワクチン反対派の声は大きく、場合によっては、ワクチン反対派が賛成派を言葉のリンチにかけていることも見かけます。知識人は昭和の古いワクチン禍や論文・報道の知識を引っ張り出してきてワクチン賛成派を攻撃しています。

マスコミは、極めて希な副反応の実例を引っ張り出して「ほらワクチンはこんなに危険でしょ」と言わんばかり（時にはそう断言してもいますが）の報道をします。ワクチン接種後に有害事象が発生した場合は、その原因は本当にワクチンなのか、発生頻度はどのくらいなのか、ワクチンのメリットを上回るようなものなのか、そういったことを慎重に評価した上での報道が必要です。

私が思うに、SNSのワクチン反対派の人も、ワイドショーなどの放送原稿を書く人も、持っている情報があまりに古すぎます。30年も続いた平成も終わって、令和になった今の時代に、昭和中期の科学知識でワクチンについて語って何の意味があるのでしょうか。昭和の時代に確認された副反応のリスクは格段に下がっていますし、昭和のワクチン禍を今の科学で検証すれば、ワクチンが原因ではなかったという例も出ています。どうかぜひ、みなさんには最新の科学の観点からワクチンの有効性を評価していただきたいものです。

Column
ワクチンに関する誤報道の例

1998年、英国の一流医学雑誌にMMR(麻しん·おたふく風邪·風しん三種混合)ワクチンを接種すると自閉症の発病が増えると報告され、日本でも大々的に報道されました。現在のワクチン忌避のきっかけのひとつになった報道でした。しかし、この論文のデータはねつ造されたもので、論文は削除されましたが「ワクチンと自閉症の関係はなかった」と訂正報道したメディアがあったでしょうか?

Column
過去のワクチン禍が間違いだった例

1982年、米国において、DPT(ジフテリア·百日せき·破傷風三種混合)ワクチンを接種すると副反応で脳症を発症し、回復不能な知的障害を起こすことが問題になりました。しかし、実はその後の研究で、それらの患者はワクチンに関係なくその症状を呈するナトリウムチャネル遺伝子に異常が生じたドラベ症候群だということが確認されました。日本では2015年に出されたガイドラインでワクチン接種がむしろ推奨されるという結論になりました。

Column
科学技術により副反応が回避された例

ポリオは、日本では1980年代に自然感染はなくなりましたが、その後も生ワクチン接種が原因でポリオによるマヒを起こす例がわずかですが、毎年続きました。しかし、2012年にマヒの起こらない不活化ポリオワクチンが導入され、そのような事例はなくなりました。

第5章

SNSの誤解を解く

筆者はどちらかというとTwitter廃人です。しかし、自分のタイムラインが、自分と趣味の合う人、似た意見を持つ人で構成されている偏った世界であることも理解しているつもりです。なので、いくつかのキーワードでユーザー全員の中からそのキーワードにヒットした発言を集めたタイムラインを複数作って、いろいろな意見を見聞きしたいと思っています。もちろん、ワクチン関連のタイムラインも構築しています。その中から「やっぱりこれは訂正しておかないと」と思うツイートを引っ張り出して、解説を加えたいと思います。

インフルエンザワクチンは表に出てませんが死亡が多いとのこと
まあインフルエンザワクチンはもともと型が違えば意味がないしね……

まず、死因が表に出ない薬害死などありえません。その点については、家族が自宅で病死したり、かかりつけ医がいなかったので医師を呼べなかったり、死亡が明らかだったので救急車も呼ばなかったり、もしも、この人にそんなシチュエーションが起きたら身にしみて理解していただけると思います。人が死ねば第三者（医師や警察など）によって、死因が徹底的に追求されるのです。「表に出ない」が報道されないということだとすれば、名も知られていない一民間人の死亡がわざわざ報道されるはずがありません。

表5-1　インフルエンザワクチン接種後の死亡例数

※各シーズンはその年の10月～翌年春まで

シーズン	2009	2010	2011	2012	2013
死亡者数（人）	3	4	0	1	1

シーズン	2014	2015	2016	2017	2018
死亡者数（人）	3	1	2	3	3

※全例についてワクチン接種との直接かつ明確な因果関係は認められていない
※死亡例のほとんどが基礎疾患のある高齢者

インフルエンザは、ワクチンの型が流行とは一致せずに有効率が低い場合でも、大局的に見れば効果はあります。これについては、本書監修の宮坂先生の『免疫力を強くする』（講談社ブルーバックス）を熟読してください。

日本におけるインフルエンザの有効率は年によっては50～60%、効きの悪い年には30%かそれ以下であろうと報告されています。有効率の算出方法については、本書「1-26　ワクチンの有効率とは」を参照してください。

ワクチン有効率30%とは、100人の人がいたとして、全員がワクチン接種をしなければ10人が発症していたところ、ワクチン接種によって発症者が7人に減ったという意味です。これを日本の総人口レベルで見れば、数百万人規模の人が予防接種の恩恵を受け、インフルエンザにかからなくて済むということになります。

さっきも言ったが、北海道の感染者が史上最多の200人超えなら、早いところアストラゼネカやファイザーのワクチンを承認する以外選択肢はない

どんなに新型コロナウイルス感染症が流行していようが、臨床試験は適切に行う必要があります。臨床試験については、本書「1-24　ワクチンの研究開発はどのように行われるか」に書きましたので繰り返しませんが、臨床第一相から第三相までをきちんと手順を踏むことがワクチン禍を回避する点でとても重要です。焦ってはいけません。

ワクチンは有効です。ただしそれは、適切な研究・開発・製造・接種が行われることが前提です。感染者が急増し、危険が自分の身に迫っている、ワクチンが欲しい、その気持ちはとてもよくわかりますが、中途半端な完成度のワクチンを接種することは、新型コロナウイルス感染症に罹患すること以上に危険かもしれません。なにしろ、臨床試験を完了しなければ、どれだけ有効なのか、危険なのかがわからないのですから。

たとえば第1章で紹介した「抗体依存性感染増強」「抗体非依存性過敏反応」というワクチンがかえって病気を悪化させる作用は、2年以

上をかけて第三相試験を完了させ、接種者に対して時間をかけて詳細に経過観察しなければ、そうした作用がないことを確認することができません。新型コロナウイルス感染症ワクチンでは、第三相試験が完了しない段階で有効率だけが公表され、「いいものができた」と話が進むケースが多いと思いますが、これでは将来のワクチン禍が非常に不安視されます。ワクチンの開発は成功率が低いため、臨床第三相試験の途中でデータを発表し、場合によっては実用化してしまい、早々にゴールしたように見せることもあります。しかし、そのようなワクチンが本当に良いワクチンとは限らないのです。

映画『風の谷のナウシカ』のクライマックス、第一皇女付き参謀クロトワの名セリフ「腐ってやがる。早すぎたんだ」を思い出してください。

また、中途半端な完成度のワクチン接種でワクチン禍が起きた場合、さらなるワクチン忌避が進むことは確実で、新型コロナウイルス感染症のみならず、多くの感染症発症率を高めてしまう結果になるかもしれません。

> 生姜、ニンニク、ネギもいいよ
> みんなお金かけずに健康になれる
> 薬もワクチンもいらない
> 医療利権にだまされるな!!!!!

本書では触れていないところですが、食品は確かに健康に良いです。生姜もニンニクもネギも人間に必要な栄養素をそれぞれ含んでいます。

しかし、それは栄養素として必要という意味であって、科学的に感染症に効くと証明された食品はありません。

また、利権の話題もよく出てきますが、筆者は創薬業界に20年間どっぷりとつかっていましたが、利権なんて「甘い」話はカケラもありません。

医薬品の研究から販売までの間に関わる、厚生労働省、経済産業省、環境省、その他外郭団体、業界団体は鬼のように厳しいです。「なんでこんなに苦しい思いをしながら薬を作らないといけないの」と涙が出るレベルです。

また、大きな声では言えませんが、製薬メーカーや病院は、国民がワクチンで無病息災となるよりも、病気になって、せっせと通院し、せっせと薬を飲んでくれたほうがむしろ儲かるのです。儲からない話に利権など存在のしようがありません。

ワクチンって効かねーんだって
まだわかんねーんですか
製薬会社が儲けるためのワクチンなんだけどな

ワクチンは、誰か特定の一人一人に効く、というミクロな見方をした場合は確かに効かないこともあります。それでも、どんなに効きの悪いワクチンでも国民全体で考えると一定の効果はあります。それは第1章に書いたとおりの有効率の計算式を用いて数字で示すことができます。

また、前節と重なりますが、製薬メーカーや病院は、ワクチンで国民が健康になるよりも感染症になってくれたほうが儲かります。それでも、皆の健康を願い、愛する人を感染症で亡くして悲しむ人が一人でも減るように祈りながらワクチンに携わっているのです。それを実際の金額で示しましょう。

厚生労働省の資料によると「我が国の医療用医薬品市場は約6兆円の規模を有している。このうち、ワクチン市場は、全体の1%程度を占めるにすぎない。ただし、米国のワクチン市場の規模も、医薬品市場全体（16兆円）の約1%であり、必ずしも大きな市場とはいえない状況である。日本国内のワクチン製造企業のワクチン事業による年間の売り上げは、一社あたり、数億円から約100億円程度であり、医療用医薬品の売上げ第100位の品目よりも少ない」のです。ちなみに世界のワクチン「市場」は6,600億円でトヨタ自動車の「純利益」より小さいのです。ワクチンは誰も儲からない市場なのです。それでも製薬メーカーや創薬ベンチャーは多くの人の健康を守るためにがんばっているのです。

図5-1　ワクチンの市場

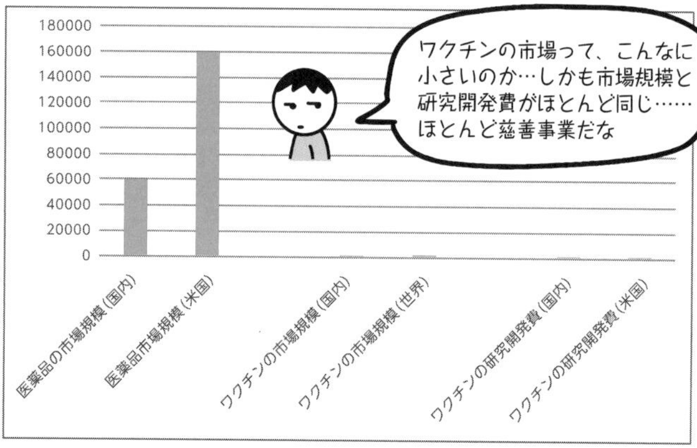

ワクチンになぜ猛毒の水銀が入っているの？

ワクチンは、その成分として防腐剤が入っているものがあります。雑菌がワクチンで繁殖して腐るのを防ぐためです。一部のインフルエンザワクチンや、百日せき・ジフテリア・破傷風三種混合ワクチンには、チメロサールという成分が防腐剤として含まれています。国産D社のインフルエンザHAワクチンの添付文書を見ると、ワクチン1mL中にチメロサールが

0.005mg含まれているとされています。成人の場合ワクチンを0.5mL接種しますので、チメロサールは0.0025mgとなります。

図5-2　チメロサールの構造式

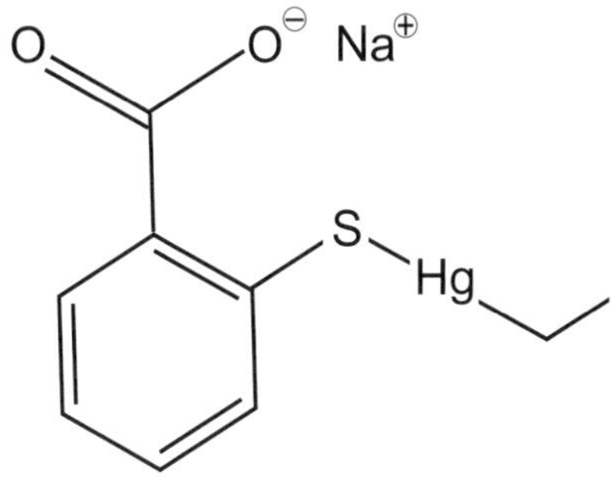

Hg = 水銀

チメロサールは有機水銀と呼ばれるもので、猛毒を持つ水銀とは別の物質です。チメロサールの中の水銀は、重さにしてざっと半分入っていますので、一回の接種で、最高で0.00125mgが体内に入ることになります。

食品中の環境汚染物質で「自然毒で通知により暫定的規制値が定められているもので定められた水銀」の規格値は、最も多く水銀が含まれる魚介類で0.4ppmつまり0.00004%です。輸入サーモンの寿司一貫のネタの重さがネタの大きな店で20gなので、その水銀含量は最悪で0.008mgとなります。ワクチンよりサーモンの寿司のほうが危険なようですね。

ただし、チメロサールが含まれているよりは、含まれていないほうがより良いことは間違いないので、現在、製薬メーカーでは有機化学物質系の防腐剤に徐々に切り替えているようです。

自閉症はワクチン病だった！
しかもメーカーはそれを知っていながら隠していた！

持っている情報があまりに古すぎます。知識のアップデートというのは一生し続けなければなりません。特に生命科学や素材産業のような技術の進展が速い領域では、あっという間に持っている知識は陳腐化してしまいます。

ワクチンが原因で自閉症になるという話の出所は、20世紀にまでさかのぼります。1998年、英国の有名な医学雑誌『ランセット』が、うかつにもデータがねつ造された論文を掲載し、ねつ造発覚後に論文は削除されたものの、「ワクチン=自閉症の元」という情報だけが亡霊のように生き残っているのです。

ねつ造論文を書いたのは、すでに医師免許を剥奪されているアンドリュー・ウェイクフィールドという人物です。この者は、麻しん・おたふく風邪・風しんの三種混合ワクチン（MMRワクチン）を接種するとこどもの発達障害の一種である自閉症の発病が増える、とでっち上げたのです。この論文はショッキングな内容で、しかも英国一流の『ランセット』誌に掲載されたので誰もが信じてしまったという次第です。

一個人では、既出の論文がのちに否定された、などの情報のアップデートが困難であることはよく理解できます。メディアは、自らが行ったショッキングな報道が誤報だった場合は、それを報道したとき以上に大きく誤報だったことを世間に周知する良心を持ってもらいたいと思います。

SARS-COV-2という分離も同定もされていないウイルスから、どうやってワクチンを製造しているのか製薬会社から説明をして欲しいです

こちらも知識のアップデートが必要です。ウイルスを同定、単離して培養し、それを不活化してワクチンにするというのは、ワクチン研究の過去の王道としては指摘のとおりです。

現在は、そこからさらに一歩進んで、単離・培養できなくても、遺伝情報がわかれば、そこから被接種者の細胞の力を借りて抗原を作り出せるのではないか、その抗原をワクチンとして使ったら効果があるのではないかとの研究が行われています。実際に、新型コロナウイルス感染症ではmRNAワクチン開発が先頭を走り、DNAワクチン開発がそれを追うような構図になっています。病原体を単離せずに化学合成でワクチンが作れれば、研究期間を劇的に短縮できて、製造も安全に行うことができます。また、ウイルス本体を使用しないので事故による感染も起こり得ず、ワクチン研究の考え方としては非常に正しいと思います。

図5-3　新型コロナウイルスのゲノム配列（一部）

Severe acute respiratory syndrome coronavirus 2 isolate Wuhan-Hu-1, complete genome

NCBI Reference Sequence: NC_045512.2

GenBank　Graphics

```
>NC_045512.2 Severe acute respiratory syndrome coronavirus 2 isolate Wuhan-Hu-1, complete genome
ATTAAAGGTTTATACCTTCCCAGGTAACAAACCAACCAACTTTCGATCTCTTGTAGATCTGTTCTCTAAA
CGAACTTTAAAATCTGTGTGGCTGTCACTCGGCTGCATGCTTAGTGCACTCACGCAGTATAATTAATAAC
TAATTACTGTCGTTGACAGGACACGAGTAACTCGTCTATCTTCTGCAGGCTGCTTACGGTTTCGTCCGTG
TTGCAGCCGATCATCAGCACATCTAGGTTTCGTCCGGGTGTGACCGAAAGGTAAGATGGAGAGCCTTGTC
CCTGGTTTCAACGAGAAAACACACGTCCAACTCAGTTTGCCTGTTTTACAGGTTCGCGACGTGCTCGTAC
GTGGCTTTGGAGACTCCGTGGAGGAGGTCTTATCAGAGGCACGTCAACATCTTAAAGATGGCACTTGTGG
CTTAGTAGAAGTTGAAAAAGGCGTTTTGCCTCAACTTGAACAGCCCTATGTGTTCATCAAACGTTCGGAT
GCTCGAACTGCACCTCATGGTCATGTTATGGTTGAGCTGGTAGCAGAACTCGAAGGCATTCAGTACGGTC
GTAGTGGTGAGACACTTGGTGTCCTTGTCCCTCATGTGGGCGAAATACCAGTGGCTTACCGCAAGGTTCT
TCTTCGTAAGAACGGTAATAAAGGAGCTGGTGGCCATAGTTACGGCGCCGATCTAAAGTCATTTGACTTA
GGCGACGAGCTTGGCACTGATCCTTATGAAGATTTTCAAGAAAACTGGAACACTAAACATAGCAGTGGTG
```

https://www.ncbi.nlm.nih.gov/nuccore/NC_045512.2?report=fasta

なお、製薬メーカーがこのような情報をわかりやすくアナウンスしていないということには、筆者も問題意識を持っています。製薬メーカーのような、多くの人が関心を持ち、人の命に関わるような業種ではサイエンスコミュニケーターを複数人雇用して広報活動に力を入れていただきたいと思います。「説明をして欲しいです」という点だけは同意します。また、そのような企業活動は、「科学情報＝無料」、「科学解説＝ボランティア」という現在の日本の悪しき習慣に終止符を打つきっかけになってくれるものとも期待しています。

前橋市はインフルエンザワクチンに効果がないことを立証し集団接種を中止!!! ⇒ 打ってはいけない?! インフルエンザワクチン　～特権構造が病気を作り出す～

これは「前橋レポート」といって、学校でインフルエンザの集団接種をしなくなったきっかけと関係する重要なツイートです。

かつて日本では、学校や公民館で集団接種が行われていました。これは、当時そのような言葉はありませんでしたが、今で言う「クラスター」が発生しやすい場所として、学校や地域コミュニティが想定されていたからです。ところが、集団接種をしてもインフルエンザを発症する児童・生徒は減りませんでした。そこで、前橋市では1979年に集団接種を中止し、医師会が中心となってワクチンの効果や接種と発症の関連などについて調査を行いました。その報告書が前橋レポートです。

前橋レポートの結論としては「インフルエンザの集団接種には効果がない」というものでした。メディアにとって、これほどオイシイネタはありません。あらゆるメディアが大々的に取り上げたため、インフルエンザの集団接種が全国的に行われなくなった理由のひとつになったことは間違いありません。

現在は、インフルエンザ迅速検査キットが開発され、開業医で風邪かインフルエンザかの判定が容易にできるようになりましたが、1980年代はまだそのような簡便・確実な検査方法はありませんでした。その結果、前橋レポートは患者のサンプリングに大きな誤りがあるレポートになってしまっていたのです。たとえば、前橋レポートの基準で患者を診れば、風邪も中耳炎も胃腸炎さえもインフルエンザにカウントされてしまいます。これらの疾患をインフルエンザワクチンで予防できないのは当たり前です。

そのようなことが科学的に解釈されたのは2000年前後のことと思われます。現在では、インフルエンザの予防接種を受ける人が増えると、インフルエンザ関連死の死者数が減る（超過死亡が減る）ことがわかっています。

インフルエンザのワクチンも同じで異物を入れてますからね

インフルエンザワクチンの成分については第1章で紹介しました。「異物」は明らかに悪意のある表現です。ワクチンに添加物を加えず、主成分だけ接種するほうがはるかに被接種者の肉体的・精神的負荷が増えますし、効果も低減します。また、本当の意味での異物は、現在の高い製造技術においては品質不正が行われない限り混入し得ません。

第6章

ワクチンの未来

ここまで本書を読んでくださった方はもうすでにワクチンマイスターです。ここから先はまだ見ぬ未来を語る章です。ワクチンに関連して私たちを取り巻く未来は明るいだけではありません。多くの未来の影がチラ見えしています。でも、医師や科学者は未来をなんとかして明るいものに書き換えようと奮闘しています。そんな科学の最先端を紹介します。

6-1 次世代ワクチンはどのようなものか

ワクチンはまだまだ進化する

次世代ワクチンは4つの観点から考察することができます。

1つ目は、複数の感染症を予防するとともに、接種率向上に役立つ混合ワクチンです。乳幼児のいる家庭では通院回数が減ることにつながるため、子育ての負担軽減になりますし、なによりも複雑なワクチン接種スケジュールに振り回されなくて済むようになります。また、メーカーのコスト削減や、病院での危険な医療用廃棄物の削減にもつながります。欧米ではすでに四～六種混合が主流になっており、それらの混合ワクチンの日本への導入、国産品の開発が待ち望まれます。

2つめは接種方法です。現在は主に注射で接種しますが、注射は乳幼児に対しては大きな負担になりますし、大人でもワクチン忌避の理由のひとつにもなります。経鼻型・噴霧型ワクチン、針なしワクチン、経皮ワクチンなどが海外ではすでに導入されており、これも日本での承認が望まれます。一部国内製薬メーカーにおいては実用化ならびに導入の動きが進んでいますし、国立感染症研究所は、新型インフルエンザを対象とした経鼻不活化ワクチンを開発中だと伝えられています。このような粘膜ワクチンは液性免疫と細胞性免疫の両方に作用し得ることがわかっています。

3つ目は、より安全で効率の良い製造法の開発です。時間のかかる鶏卵培養から、細胞培養へ、そして遺伝子組換えへの移行が、パンデミックに迅速に対応しなければならないという観点からも期待されます。

4つめはワクチンを用いたがん治療など、まったく新しい領域へのワクチン療法の展開です。

図6-1　国内ワクチン接種率 近年の変遷

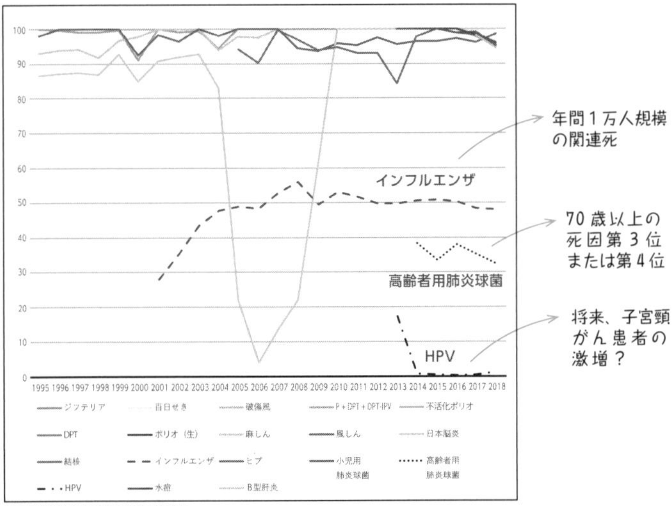

※数値は接種対象者に対する接種者の割合
※複数回接種するワクチンは便宜上1回目のみ集計
※100%を超える接種率は便宜上 100%とした
※出典：厚生労働省 定期の予防接種実施者数（https://www.mhlw.go.jp/topics/bcg/other/5.html）

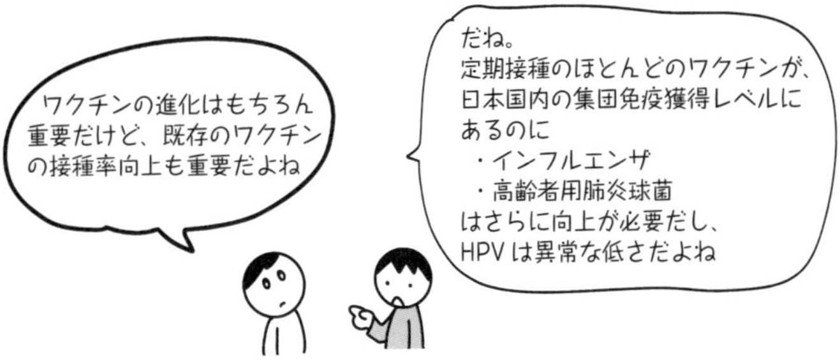

6-2 導入が期待されているワクチン

ワクチンで風邪を防げる時代はまだまだ来ない

人類と感染症との戦いは果てしなく続きます。私が主宰している科学のネットラジオには、ときどき「風邪ワクチンはできますか?」や「新型コロナウイルスワクチンは風邪にも効きますか?」などといった「風邪ワクチンは欲しいよね」というお便りが届きますが、残念ながら風邪に効くワクチンや、風邪を根本治療する特効薬はまだ当分の間できそうにありません。理由は科学的難度が高いという点以外にも、まずは先に解決すべき感染症があるためと思われます。

現在、世界各国の製薬メーカーや創薬ベンチャーがしのぎを削って臨床試験に取り組んでいるワクチンとしては、新型コロナウイルスワクチンのほか、黄色ブドウ球菌ワクチン、ディフィシル菌ワクチン、マラリアワクチン、サイトメガロウイルスワクチン、RSウイルスワクチン、西ナイル熱ワクチン、デング熱ワクチン、ジカ熱ワクチンなどがあります。

日本は多くの感染症や寄生虫・原虫などを克服してきましたが、世界に目を転じると、風邪よりも致命的な、まだまだ多くの克服するべき感染症があるのです。また、エイズとC型肝炎はその疾患の知名度の高さとは裏腹にワクチンはいまだ存在せず、依然として発症で苦しむ患者の多い疾患です。

一方で、タマゴで生産されていたワクチンが細胞培養に切り替わってアレルギー反応の心配がなくなったり、後述しますが、遺伝子操作技術で生ワクチンの接種を回避できるようになったり、ワクチンの研究開発も広範な生命科学と共に進歩を続けています。

図6-2　すべてのウイルスに効くワクチンは作れない

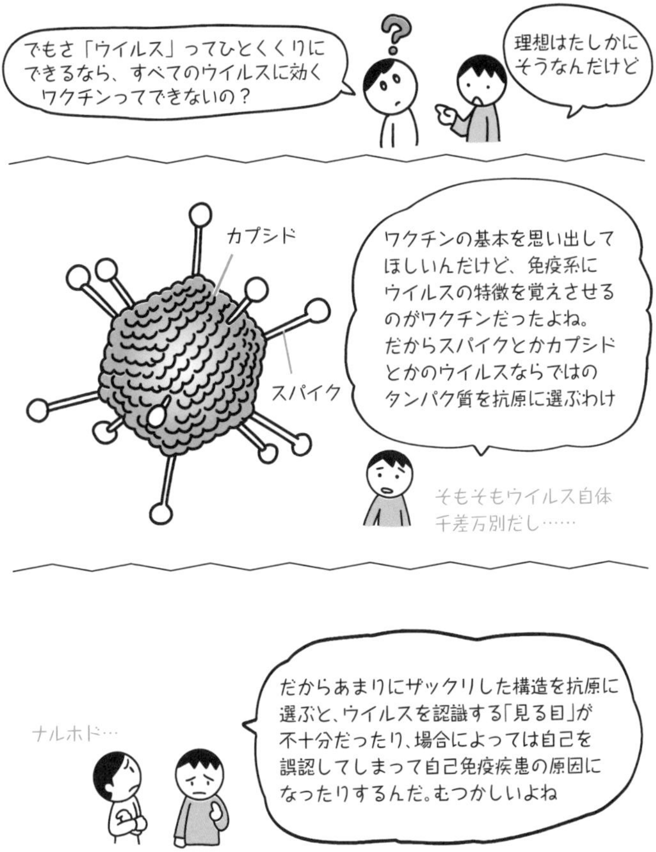

6-3 MRSA院内感染防止ワクチン

ワクチンで院内感染を防ぎたい

MRSAはメチシリン耐性黄色ブドウ球菌の略称ですが、院内感染の主な原因とされています。放出する毒素は非常に毒性が高く、免疫機能の低下している手術後の患者や、複数の抗生物質の投与を受けている患者、抵抗力の弱い老人患者などに次々に感染し、肺炎や敗血症などを起こして死に至ることもあります。厚労省の調査によると、肺炎は2019年の死因第5位で、9万人以上の人が命を落としています。MRSAは、抗生物質が病院で乱用されたため誕生した、既存の抗生物質が効かない病原菌であり、感染すると治療が非常に困難で死亡率も高い感染症です。

これを受けて、世界で黄色ブドウ球菌に対する種々のワクチン開発が進められています。この菌は非常に強力であることから、菌体不活化ワクチンや弱毒生ワクチンでは発症した場合のリスクが高くなるため、研究のターゲットはもっぱら、菌体の特徴的な一部分を抗原とするワクチンとなっています。

なおMRSAの生存には鉄が必須であることを逆手にとり、MRSAが鉄を取り込む際に使用するタンパク質をターゲットとして、このタンパク質に結合する抗体を免疫で作ることができれば、MRSAの理想的なワクチンになることが期待されています。ひとつのアイディアとしては、鉄を取り込むタンパク質を組替えDNA技術で大量生産して抗原に利用するワクチンの開発です。

このような遺伝子組換え型ワクチンはさまざまなものが検討されていますが、いずれも研究初期段階ではうまくいくものの臨床試験が難航してしまうため、もうひとつ何かのブレイクスルー技術が必要なのかもしれません。

図6-3　薬剤耐性菌誕生の仕組み

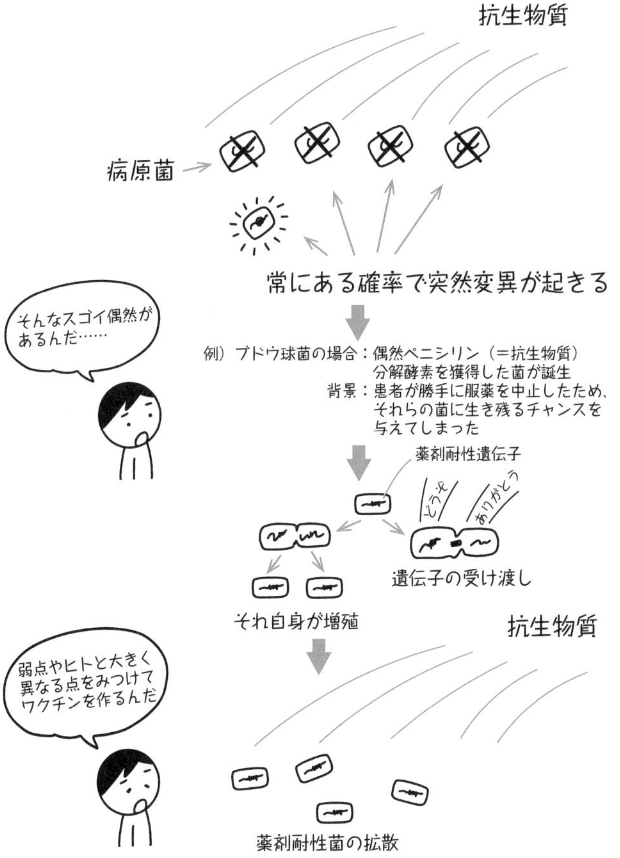

6-4 マラリアワクチン

ワクチンが効きにくいマラリア

マラリアは、マラリア原虫の寄生によって起こる病気です。患者を刺したハマダラ蚊が別の人を刺すことによって、ヒトからヒトに伝播します。症状は、悪寒や戦慄を伴う40度前後の高熱が特徴です。また、熱型によって三日熱型、四日熱型、熱帯熱型に分けられますが、それぞれ異なる型の原虫が病原体です。潜伏期は2週間弱ですが、発症すると3日あるいは4日目ごとに発熱を繰り返し、熱帯熱型の場合は発熱周期が不規則になります。

マラリア原虫は日本には常在していませんが、熱帯地域で猛威を振るっていることを知識として持っている読者も多いと思います。マラリア、結核、エイズは世界の三大感染症と呼ばれており、マラリアでは1年間に数億人の患者と数十万人の死亡者を出します。犠牲者の多くが乳幼児・小児だという非常に悲惨な疾患です。もともと熱帯、亜熱帯の感染症ですが、地球温暖化と共に赤道付近から北上しており、中国の一部でも発生が報告されています。熱帯熱型マラリアは、病原性が強く、致死性の合併症を起こしやすいだけでなく、昏睡、意識異常などの症状を伴う脳マラリアで死亡することの多い悪性マラリアです。かつてはクロロキンと呼ばれる抗マラリア剤が効いていましたが、すでに耐性原虫が現れ、現時点では有効な治療薬であるキニーネもいつまで耐性菌を防げるかが不安です。

期待が高まるのがワクチン開発ですが、マラリアワクチンは21世紀になって研究が急速に進展したワクチンのひとつです。2019年に、アフリカのケニア、マラウイ、ガーナで、幼児を対象に、世界初のマラリアワクチンの接種が始まり、発症率39%減に達しています。

図6-4　マラリアワクチンの作用ポイント

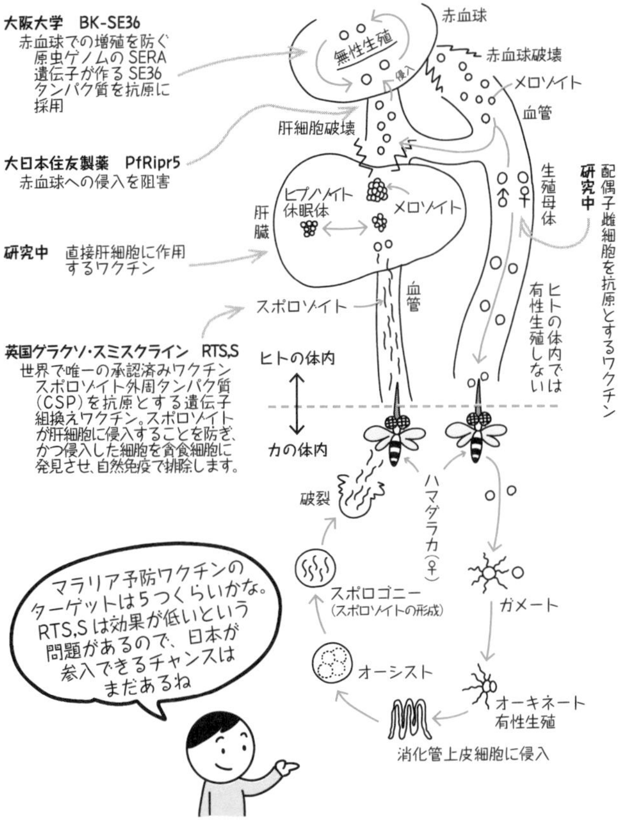

6-5 エイズワクチン

ワクチンは変異の多い病原体は苦手

エイズは、正式名称を後天性免疫不全症候群という、ヒト免疫不全ウイルス（HIV）がヒトに感染して起こす慢性疾患です。細胞性免疫を司る白血球の一種、ヘルパーT細胞が減少して免疫システムが破壊されるため、健康な状態であればどうということはない感染症でも発症したり、悪性腫瘍が現れたりします。対症療法で治療をしなければ死に至ります。

1981年にアメリカのロサンゼルスで男性同性愛者などが発病しているのが報告されたのち、輸血、性行為、授乳、注射針の使い回しなどによって世界中に拡散しました。潜伏期間は10年前後と長いのですが、潜伏期間中にもリンパ系組織でHIVは増殖し続けからだをむしばみます。発症後の治療は近年、多剤併用療法が開発され、免疫不全状態にならないように処置する治療が進められています。病原体であるHIVが発見されたのは1983年と、疾患発見からまもなくのことだったのですが、予防するワクチンが切望されているものの、いまだに完成していません。

エイズワクチンの開発が難しい理由のひとつは、HIVは逆転写酵素の働きに正確さを欠いているため、遺伝子の複製時にエラー、つまり変異を起こしやすいためです。その結果、HIVは一年間で1%もの高い割合で変異を起こしていることが知られています。短期間にコロコロと姿を変えるため、特定のワクチンで効率よくHIVを制御できません。さらに、ワクチン開発上の制限として、弱毒生ワクチンが使えないこともあります。理由は、上記と同様にコロコロと変異しているため、強毒型に先祖返りするリスクが高いからです。

図6-5　エイズワクチンが完成しない事情

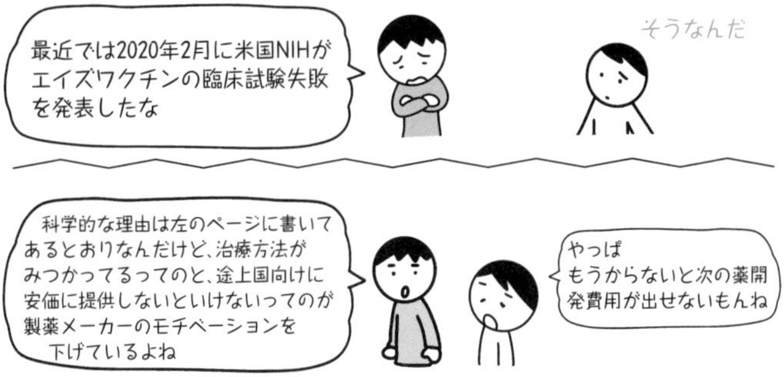

Column

mRNAワクチンで免疫を抑制

新型コロナウイルス感染症ワクチンとして世界で初めて実用化されたmRNAワクチンですが、mRNAワクチンで自己免疫疾患を予防できる可能性を示唆する論文が2021年1月、有名科学雑誌『サイエンス』に掲載されて科学者の注目を集めています。

脳や脊髄に炎症が発生し、運動麻痺、知覚異常などが起きる多発性硬化症は、免疫系の暴走である自己免疫疾患と考えられる難病です。

この論文の骨子は、「実験動物に自己免疫性脳脊髄炎の原因となる抗原を注射し、発症する前にmRNAワクチンを接種したところ、多発性硬化症の発症が抑制された。また、発症後にワクチンを注射したところ病気の進行を抑制することができた」というものです。これは、自己免疫疾患について抗原が何であるかがわかれば、mRNAワクチンで予防・進行抑制が可能であることを示す画期的な発見です。

6-6 C型肝炎ワクチン

ワクチンで沈黙の臓器・肝臓を守る

C型肝炎の病原体はC型肝炎ウイルス（HCV）で、このウイルスは感染者からの輸血、体液を通じて感染を広げます。HCVが発見されたのは1989年ですが、現在でも輸血血液へのHCV混入や不潔な針治療・ピアス・入れ墨、性行為などで感染を拡大しています。感染により急性C型肝炎を発症し、黄疸や肝障害を呈したのち、約半数の患者が慢性C型肝炎となります。慢性に移行すると、さらにその半数は20～30年かけて肝硬変・肝臓がんを発症します。肝臓は「沈黙の臓器」と呼ばれるほど疾患に対して症状を呈しないので、慢性段階での症状はなく、気がついたときには手遅れになっています。治療方法については、さまざまな研究が進展しており、抗ウイルス薬、インターフェロンなどが用いられ3分の2程度の症例でウイルス排除に成功しています。しかし、たとえば治療薬ソバルディは効果が高いものの、健康保険を用いても一錠6万円以上となり、治療費は高額なため、ワクチンによる予防が期待されます。

C型肝炎ワクチンの開発が難航している大きな理由は、エイズ同様にC型肝炎ウイルスが非常に変異しやすいウイルスであることに加えて、そもそもC型肝炎ウイルス自体が多数の遺伝子型に分かれていることが挙げられます。つまり、C型肝炎予防ワクチンは、同時に何種類も作成しなければならないのです。種類が多く必要で、しかもそれらがバラバラに変異を繰り返すのですから、ワクチン開発のターゲットを絞り込むことが非常に難しいのです。そのような中で、2005年に培養細胞を使ったC型肝炎ウイルスの増殖に成功し、不活化ワクチン開発への道が開けた段階にあります。

図6-6　C型肝炎ウイルスの構造

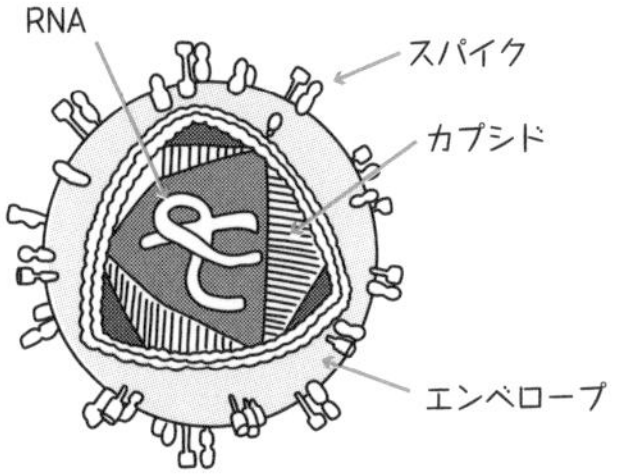

C型肝炎ウイルスの構造

脂質の膜(エンベロープ)の内部にタンパク質の膜(カプシド)があり、その内部にウイルスの遺伝情報を記録したRNAが入っています。
大きさは直径50ナノメートル(ナノメートルは、1メートルの10億分の1)程度で、一般的な細胞の1000分の1程度の大きさです。

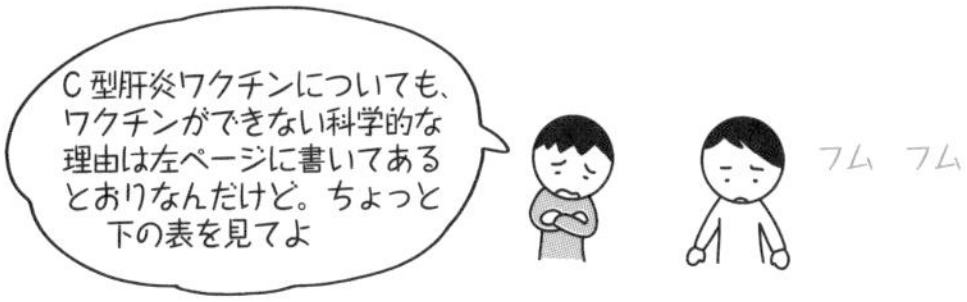

表6-1　肝炎のいろいろ

	A型肝炎	B型肝炎	C型肝炎	D型肝炎	E型肝炎
感染経路	経口・性交・糞口	血液・母子・性交	血液・医療行為	性交	経口
特徴	♂♂性交でも感染の可能性あり		♂♂性交でも感染の可能性あり	希な疾患	ジビエの生食で感染＝希
潜伏期間	15～50日	30～180日	15～180日	30～180日	15～50日
急性肝炎	あり	あり	あり	あり	あり
慢性肝炎	なし	あり→肝がんへ	あり→肝がんへ	あり→肝がんへ	なし
治療薬	なし・対症療法	あり・抗ウイルス薬	あり・抗ウイルス薬	なし	なし
ワクチン	あり	あり	なし	なし	なし

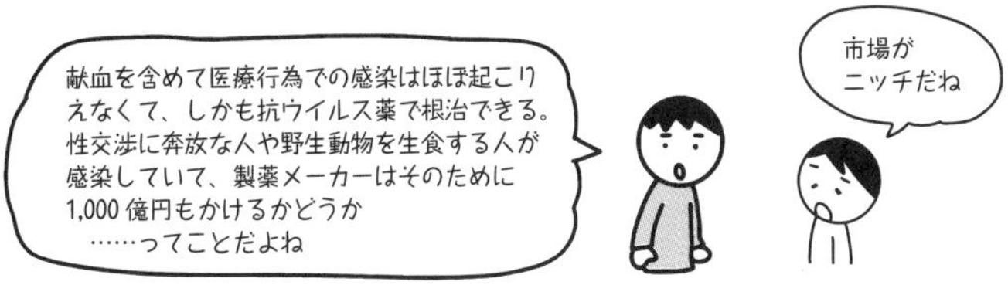

6-7 1型糖尿病ワクチンの可能性

ワクチンは原因未解明の糖尿病を防げるか

先進国においては、公衆衛生が向上するにつれてある種の感染症の発症率が上昇する傾向が見られます。これは「衛生仮説」と呼ばれ、幼児期に感染症にかかる機会が激減したために、獲得免疫を持たない大人が増えた結果なのではないかと説明されています。

1型糖尿病は、食事に関係なく、遺伝的要因と環境的要因の両者が関係して発症します。かつては希な疾患でしたが、欧米においては1950年代以降に患者数が増え始め、2010年の1型糖尿病発症率は、1998年比で40%も高まっています。

この病気は、インスリンを分泌する膵臓の細胞を免疫系が誤って破壊することによって発症しますが、近年の研究で、この発症にエンテロウイルスが関与していることが明らかになりました。エンテロウイルスは腸内に広く存在しているウイルスですが、一部は膵臓細胞で増殖し、インスリンを作る膵島細胞の周辺で炎症を起こします。免疫系はこの炎症を治癒すべくT細胞を膵臓に導入しますが、この際、自らの膵島細胞を攻撃してしまい、インスリンの産生低下をもたらし、1型糖尿病に至ります。

予防ワクチンとしては、複数タイプのエンテロウイルスの生ワクチンを接種することが最も効果的であろうと考えられています。この方法は、公衆衛生が現在ほど向上する前の時代、人類が劣悪な衛生環境の中でエンテロウイルスに対する防御免疫を蓄積した歴史を真似るものです。最初に接種するワクチンは安全に免疫を誘導するため不活化ワクチンを使い、ある程度の獲得免疫構築後に、弱毒化した生ワクチンをブースターとして使用することが考えられます。

図6-7　1型糖尿病ワクチンの研究進展

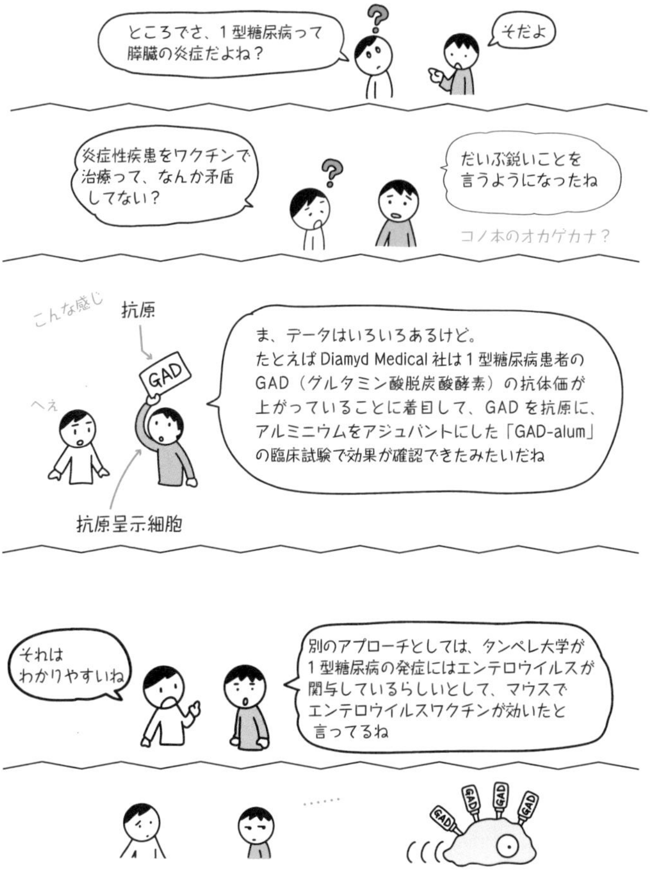

6-8 がん免疫療法

ワクチンでがんを治療できるかもしれない

近年注目を集めているワクチンのひとつが、がんワクチンです。がん細胞は、細胞表面に正常細胞にない特殊な分子を持っています。そのような分子を抗原としてワクチンを作り、すでにがんを発症している患者に接種することにより、免疫系細胞にがん細胞を認識させ、攻撃する力をつけてやろうという治療方法です。ワクチンは一般的に予防目的で使用されるものですが、がんワクチンは治療目的のワクチンです。

ワクチンによるがん免疫療法は抗がん剤よりも副作用が低いことから期待が集まっています。がん細胞にだけ存在して正常細胞には存在しない抗原のことを「ネオ抗原」と呼びます。がん細胞内にたくさんの種類のネオ抗原があることがわかっているものの、そのほとんどが免疫系をあまり強く誘導することができません。そのことが、がん細胞が免疫細胞の監視をすり抜けて増殖を続けることができる理由であり、がん免疫療法実用化のために解決すべき問題でもあります。

また、がん細胞発生に至るまでの正常細胞の突然変異には非常に大きい個人差があるため、とても有効なネオ抗原が発見され、それを用いたワクチンが開発されたとしても、ワクチンの効き方にも大きな個人差が出てしまう可能性があります。そのため、がん細胞の遺伝子配列を詳細に解析し、正常細胞とは異なるネオ抗原をできるだけたくさん探し出す研究が進められています。おそらくはこのようながんのワクチン療法は、患者ごとに専用のワクチンを開発する個別化医療として結実することが予想されます。しかし、その場合は高額な治療費が問題になるものと思われます。

図6-8　免疫細胞も見逃す変異を遺伝子解析で明らかにする

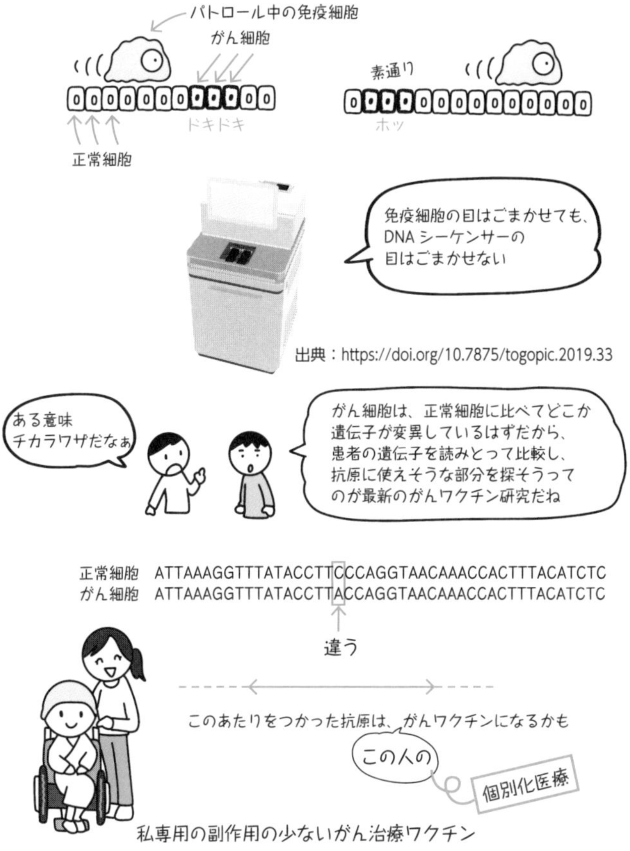

6-9 アルツハイマー病をワクチンで予防できるか

ワクチンはアルツハイマー病を治療できそう

アルツハイマー病は、進行が始まってしまうと元の状態に戻せませんので、進行を抑えることが重要です。

1999年、米国エラン社は、遺伝子活性化技術でアルツハイマー病状態を作り出したマウスに、ワクチン療法を施したところ、老人斑の形成が予防できることを発見し、ワクチン療法と命名しました。その仕組みは、白血球の一種であるミクログリアの免疫機能を引き出し、老人斑を構成するタンパク質を貪食させるものであると推定されています。ワクチン接種を受けたマウスの学習機能が回復したことを受けて、ヒトでの臨床試験が実施されました。このときのワクチンは、老人斑の原因となるアミロイドβタンパク質の部分構造にアジュバントを加えたものでした。第一相試験は成功したものの、第二相試験で副反応として脳髄膜炎が6%もの確率で発症したため試験は中止されました。

その後、英国の研究チームが臨床試験に参加して、ワクチンとの因果関係は不明ながらも、脳髄膜炎を発症し、1年後に死亡した患者の脳を調べました。そこで、一度形成された老人斑が消失している痕跡が確認されました。このワクチンは副反応で研究が中断したものの、アルツハイマー病を治療できていた可能性が示唆されたのです。さらに、ワクチン接種後も副反応が起きなかった症例について、スイスの研究チームが1年間の追跡調査をしました。その結果、免疫が獲得され、抗体が上昇した患者においては、認知機能の低下がかなり抑制された一方、抗体が上昇しなかった患者では認知機能低下の進行が認められたのです。これによってワクチンの有効性が期待され、現在では世界各国で副反応のないワクチンの開発競争が進んでいます。

図6-9　ワクチンで老人斑が消えた

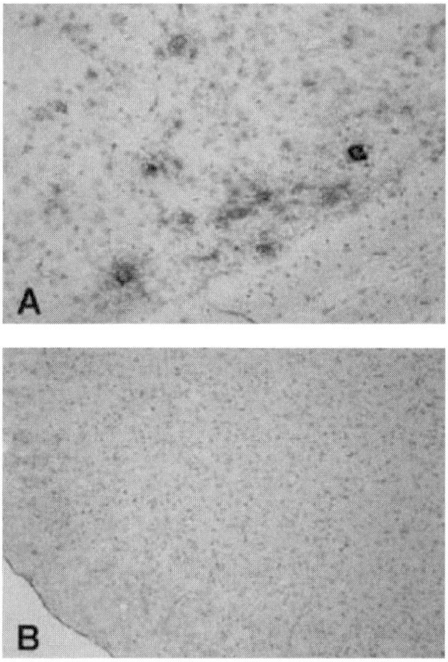

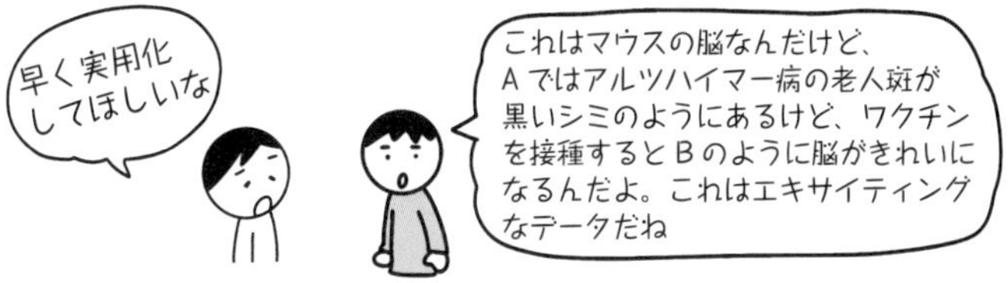

出典：第125回日本医学会シンポジウム「アルツハイマー病のワクチン療法updated」(田平 武／原 英夫) より引用

老人斑とは

大脳表面にできるシミ。タンパク質のかたまりが沈着したもので、アルツハイマー病患者の脳に見られ、発症にも関与していると思われています。

6-10 高血圧ワクチンとそのメカニズム

ワクチンは大勢が罹患する基礎疾患にも効く

高血圧の原因として、レニン-アンジオテンシン・アルドステロン系が知られています。腎臓の動脈内壁にある特殊な細胞からレニンというタンパク質分解酵素が分泌され、アンジオテンシンIという物質が作られます。アンジオテンシンIは、アンジオテンシン変換酵素（ACE）によりアンジオテンシンIIに変換されます。アンジオテンシンIIは、全身の動脈を収縮させるとともに、副腎皮質ホルモンの一種であるアルドステロンの分泌を促します。すると、循環血液量が増加して心拍出量と末梢血管抵抗が増加し、血圧が上昇します。

高血圧ワクチン開発は、この仕組みをターゲットとしたワクチンが中心となっており、開発に成功すれば、毎日服用しなければならない薬を年に数回のワクチン接種で代替できる可能性があります。

1990年代からアンジオテンシンIあるいはIIに対するワクチンの開発が進められ、アジュバントの添加によって、動物実験では抗体価が上昇することが確認され、降圧効果が期待されました。

ヒト臨床試験もすでにいくつか行われていますが、いずれも安全性の面で大きな問題は出ておらず、抗体価の誘導にも成功しています。ところが、残念なことに降圧効果は既存の降圧薬に負けています。降圧薬にはすでに良い薬がたくさんありますので、それらよりも安全かつ効果的でなければ、当局（日本ならば厚労省）から承認を得ることができません。そのため、開発する意味がないのです。

図6-10　高血圧ワクチンの作用部位

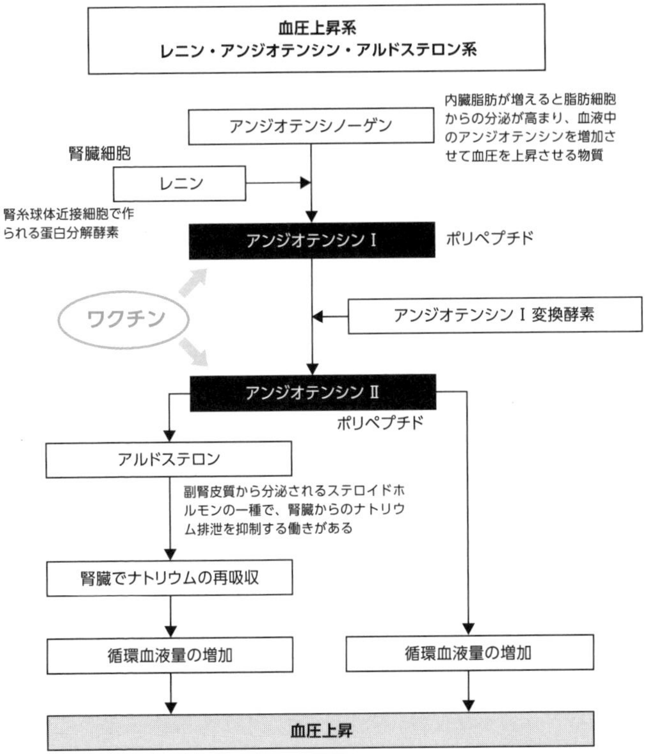

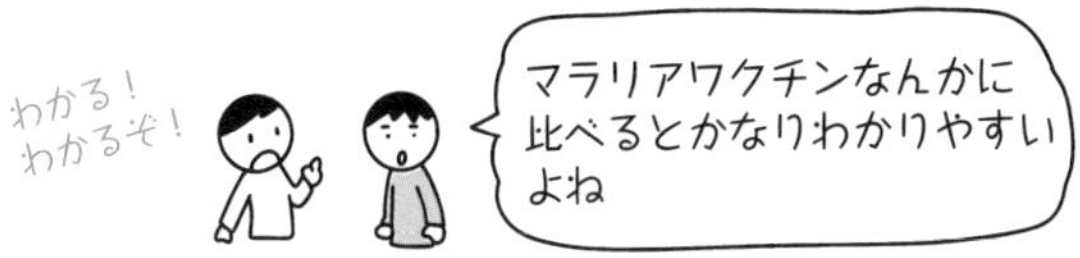

6-11 ピロリ菌除菌ワクチンとそのメカニズム

ワクチンでピロリ菌を除菌できそう

現在では、胃潰瘍の最大の原因は、胃の中に生息するヘリコバクター・ピロリ菌であるとされています。除菌をすると胃がんの発生率が劇的に低下することが知られており、ワクチンによる除菌の可能性が検討されています。

そのほかの多くのワクチンと同様に、ピロリ菌に対して特徴的なパーツを抗原として免疫を誘導します。現在、さまざまな標的の研究が行われていますが、一例として、日本における研究ではピロリ菌の外膜に特徴的に存在するTNFα誘導性タンパク質というものを標的としたワクチンがあります。この研究では、遺伝子組換えによってこのタンパク質を作成し、アジュバントを添加してマウスに接種したのち、ピロリ菌を感染させます。その結果、胃粘膜に定着したピロリ菌の量は免疫誘導群で十分に低下し、ワクチンの有効性が確認されました。

また、中国の研究チームが、ピロリ菌ワクチンをこどもに接種し、その後、菌の感染が起きるかどうかを追跡調査する臨床試験を行っています。6~15歳のピロリ菌に感染していない4,000人以上のこどもを、開発中のワクチンを接種する群と接種しない群に分けて経過を観察したところ、試験開始から1年間の観察で、64人にピロリ菌の自然感染が起きました。自然感染したこどものうち、ワクチンを接種していたこどもは14人、プラセボと呼ばれる何の効果もない液体を接種されたこどもでは50人が感染しました。これによりワクチンの有効性は72%と判明しました。長期間の追跡はまだできていませんが、ピロリ菌感染予防ワクチンの登場に期待できそうです。一方で、除菌ワクチンについてはすでに良い除菌方法があるため、研究はあまり行われていません。

図6-11　ワクチンを標的部位に届けるDDS

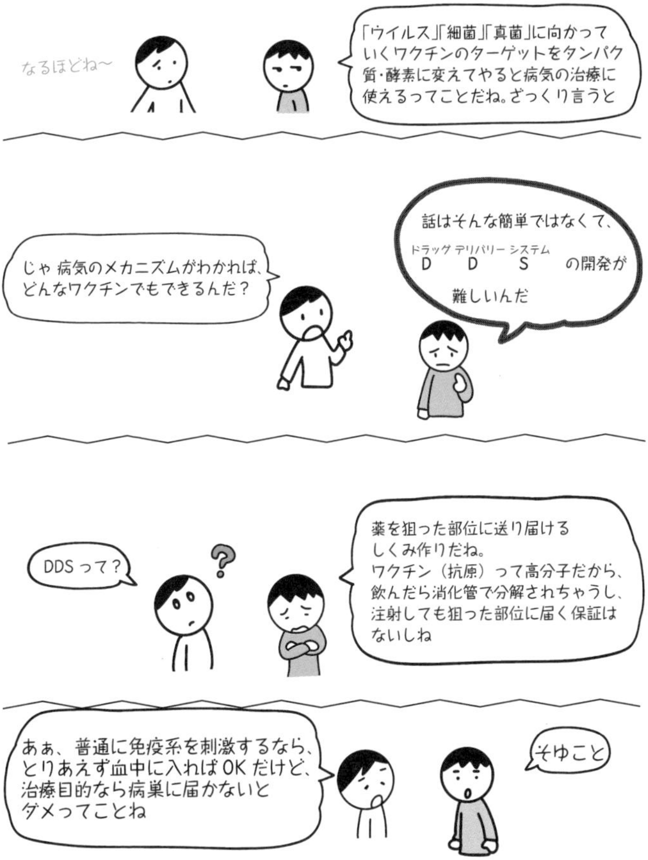

6

6-12 新技術によるワクチンの大量生産の可能性

ワクチンを大量生産するための新製法

ワクチンは製造方法も大きく進歩しています。すでに紹介したとおり、最初のワクチンである天然痘では、牛痘のほかに人痘、つまり患者の膿を直接接種することも行われていました。初期のワクチンは発症のリスクが非常に高い恐ろしいものだったのです。

その後、ワクチン製造は急速に洗練され、ワクチンに混入しているアレルギーの原因となる物質も次々に特定・除去されてきました。しかし、インフルエンザワクチンの例でわかるとおり、ワクチン型の予測が流行と外れたからといって、流行に一致したワクチンが変更供給されることはありません。また、病院でワクチンが品切れになっても、すぐには追加分が供給されることはありません。これは、ワクチン製造には大変な手間と時間が掛かるため、臨機応変な対応ができないからです。

そのような観点から、製造方法については現在もまださまざまな試みが行われています。ここでは、供給量を潤沢にするための取り組みの一例として、カイコを使ったワクチン生産を紹介します。

カイコは飼育が容易で、からだが大きく、自然界では生きていけないため、万が一工場を抜け出しても拡散するおそれがなく、ワクチン製造に使用するには理想的です。現在、ウイルス遺伝子の抗原部分だけをもとにワクチン生産用の遺伝子を化学合成し、カイコの蛹の体内でワクチン用タンパク質を量産するシステムが試みられています。量産されたワクチン主成分は、カイコの体液を採取して精製することでワクチンに利用できます。このシステムでは、新型インフルエンザ、日本脳炎などについての研究が進んでいます。

図6-12　ワクチン製造法の進歩

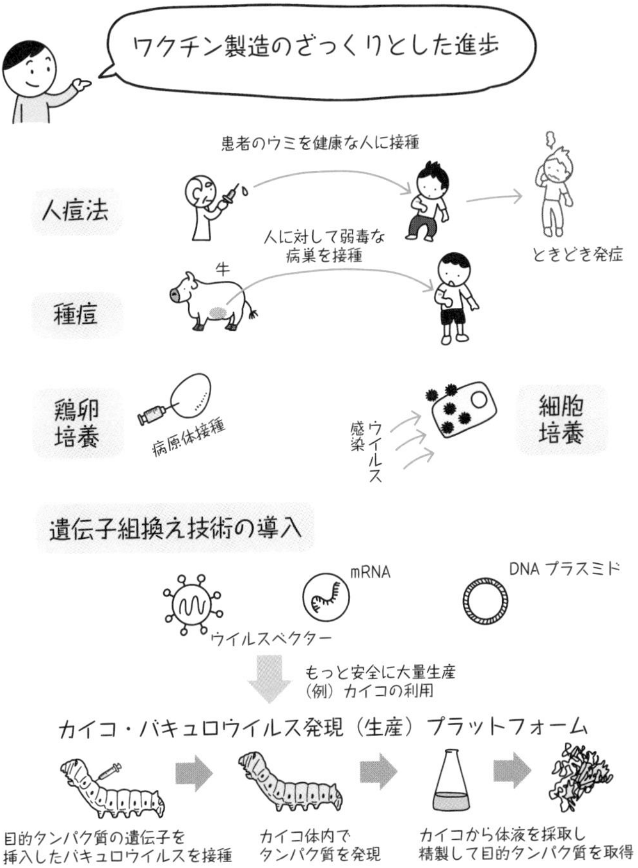

6

6-13 バイオテロにワクチン防御は有効か?

ワクチンはバイオテロ対策にも有効

世界各地でテロ事件が散発する時代になり、いつバイオテロが起きてもおかしくないような世界情勢になってきました。1872年に生物兵器禁止条約が策定され、多くの国が批准してはいますが、現在でも生物兵器を研究している疑いの晴れない国もあります。

近年のバイオテロとしてよく知られているのは、1990年ごろに企てられたオウム真理教による炭疽菌テロ失敗事件と、2001年の米国・炭疽菌郵送送りつけテロです。米国では実際に5人の死者と22人の患者が出ています。日本の炭疽菌テロが失敗に終わったのは、オウム真理教が用いた炭疽菌がワクチン用の安全な炭疽菌だったからという幸運にほかなりません。病原体がテロに使われるのであれば、ワクチンによる対策が効果的である可能性がありますが、実際の研究の現場ではどうなのでしょうか。

炭疽菌は米国CDCが最も注意が必要としているバイオテロ病原体のひとつです。炭疽菌は芽胞というタネのような状態で安定に存在するため、輸送や散布が容易で、致死率も20～90%と高く、テロに用いられやすい病原菌です。

米国ではすでに炭疽菌ワクチンが開発されています。これは、炭疽菌の一部分を抗原とした成分ワクチンなので安全性は高いのですが、獲得免疫が成立しづらく、定期的な接種が必要で、免疫の持続期間も長くないものと思われます。なお、中東の紛争地帯に派遣された米兵は。このワクチンの接種を受けていたと言います。そのほか、天然痘など、根絶されたと考えられている感染症もバイオテロに利用される可能性が高いとされています。

表6-2　バイオテロに使われる可能性が高い病原体

病原体	致死率
炭疽菌	20〜90%
ペスト菌	50〜100%
コレラ菌	50%
腸管出血性大腸菌	20%
野ウサギ病菌	5〜35%
H5N1鳥インフルエンザ	60%

病原体	致死率
鼻疽菌	50%
チフス菌	20%
リケッチア	20〜70%
天然痘	30%
エボラウイルス	50%
東部ウマ脳炎	50%

図6-13　炭疽菌が使われると人体にどう作用するか

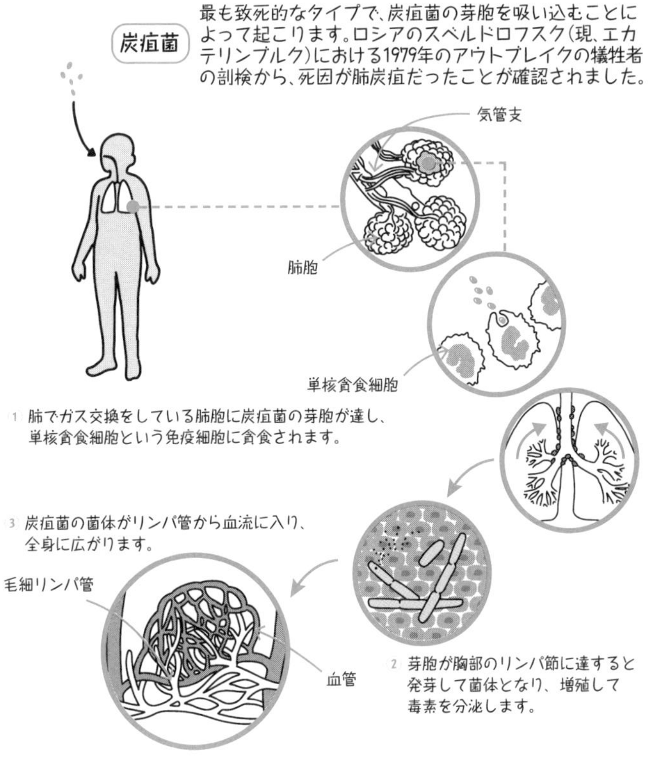

6-14 食べるワクチン

ワクチン食品は貧困地域のこどもたちを助ける

最近の注射技術の進歩によって、極細の針や、特殊な表面加工された針が利用されるようになりました。また、経鼻ワクチンの開発などで、インフルエンザの予防接種もほとんど無痛で受けられるようになっています。しかし、持続性の短いワクチンでは、注射でブーストし続けるのは負担が大きいので、ごはんを食べるように獲得免疫が構築できたらどんなにいいのだろうと思う方も多いはずです。

現在、組替えDNA技術を用いて、病原体の抗原となり得る特徴的な成分の遺伝子を、果樹や野菜、稲などの遺伝子に導入して、作物で抗原を作らせ、それを食事として摂取するワクチンの研究が進んでいます。たとえば、日本ではスギ花粉症緩和米が精力的に研究されています。筆者は花粉症の傾向があるので、シーズンになると定期的に通院して処方を受けなければなりません。その際に気になるのが、花粉症以外では健康なのに、花粉症の薬をもらうために病人の集まりの中に出向いていき、風邪などをもらってしまうリスクの高さです。

ごはんを食べることによって花粉症が抑えられるならば、長期にわたって定期的に病院に通う必要がなくなりますし、薬と違って飲み忘れ、場合によっては飲み間違いも少なくなるものと思われます。ただし、ごはんを食べると言っても、炊飯すると高温高圧で抗原が破壊されてしまうため、米を粉末状にし水で飲むなどの方法が研究されています。海外ではバナナや生食できるジャガイモも研究されており、バナナで常温流通が可能なワクチンが完成すれば、ワクチンの製造・輸送コストが激減すると共に、低温輸送が難しい地域のこどもたちにもワクチンを届けられるようになると期待できます。

図6-14　米型ワクチンが効く仕組み

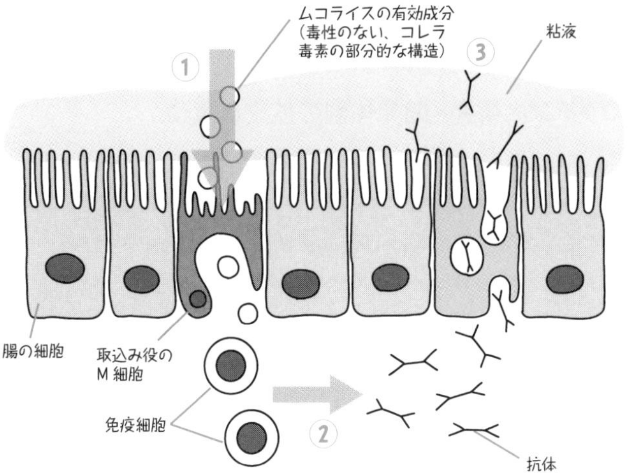

① ムコライス（コメ型経口ワクチン）の有効成分は、腸を構成する一部の細胞から腸壁の中に取り込まれます。
② 免疫細胞のはたらきによって抗体が作られます。
③ この抗体は粘液中へ分泌されます。

分泌された抗体は、粘液中に保たれ、もしコレラ菌が腸に入り毒素を作っても、腸の細胞内への侵入を防ぎ下痢を予防することができます。

ムコライスは、遺伝子組換え技術を用い、米のタンパク質の代わりにワクチンの抗原を作らせた米型経口ワクチンです。東京大学医科学研究所の研究者らが開発しました。

ムコライスのメリットは室温での保管が可能なことで（逆に言えば室温で不安定な抗原は作れない）、多くのワクチンに求められる厳格な温度管理の必要がない点が挙げられます。これは途上国への供給に圧倒的なアドバンテージになります。ムコライスを活用したコレラ、病原性大腸菌、ノロウイルス感染症などへの応用が研究されています。

6-15 国内のワクチン研究・開発・製造体制への不安

ワクチンの研究・開発体制の拡充は急務

第1章でワクチンの研究・開発・製造について紹介しました。欧米がメガファーマと呼ばれる超巨大製薬メーカー主導で、猛スピードで研究・開発を進めているのに対し、日本の製薬メーカーは小粒揃いです。2019年12月期決算における世界製薬会社売上高上位10社において、日本のメーカーは武田薬品工業が9位にギリギリ入っているのみです。2018年の調査では日本の製薬メーカーはゼロでしたが、2019年は武田薬品工業がアイルランドのシャイアー社を買収したことにより16位からジャンプアップしてのランクインを果たしました。つまり、日本のメーカーの力がついたわけではないのです。

もちろん、ワクチンを自国生産していない国のほうが圧倒的に多い中で、主要なワクチンを自国生産している日本は優秀な国ではあるのですが、頼りないと感じざるを得ません。ワクチンを自国生産できるメリットは、何よりも緊急時に自国民に優先的にワクチンを供給できること、そして通常時の安定供給のしやすさと、日本製ならではの高品質です。

これまでSARS、MERSなどの新興感染症は日本を直撃しなかったので、問題視されることはありませんでした。しかし、新型コロナウイルス感染症の登場によって、次節で述べるとおり、日本のワクチン研究開発体制が非常に脆弱であることが露呈しました。ワクチンの研究開発には長い期間と莫大な費用、それに高度な人材が必要です。気候変動によりさまざまな感染症や薬剤耐性菌が続々と登場すると予想されるなか、ワクチン研究体制の拡充は待ったなしの状況だと思われます。

図6-15　2019年製薬会社売上世界トップ10と日本の製薬会社トップ10

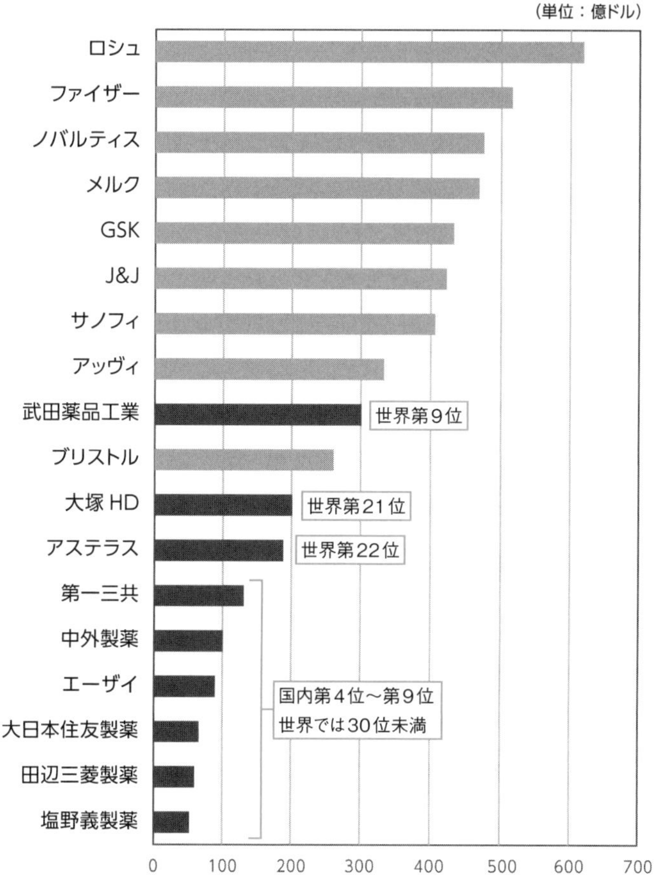

6-16 日本はワクチン世界大戦に敗れるのか

ワクチンは国の生死に関わる戦略物資

近年の気候変動により、感染症を媒介する生物も世界規模で移動しており、日本ではこれまで経験のなかった感染症に備える必要も出てきています。日本人を感染症から守るには、日本国内でのワクチンの研究開発が重要です。しかし、ワクチンの開発には多額の研究・開発予算と多くの研究者の努力、さらには長い年月が必要です。しかも、いつ発生するかわからないパンデミックに対応するため企業体力も要求されます。そうした意味で、ワクチンの業界では日本の地位や実力は高くありません。日本の大手製薬メーカーはマイナーな感染症のワクチン開発には消極的で、世界のワクチン市場の中では、日本の製薬メーカーは市場の１割を占めるに過ぎません。

製薬メーカーやＷＨＯは、開発されたワクチンは世界の人々に平等に配分されるべきと訴えていますが、現実はまったくそんなことはなく、ワクチンがどこにどれだけ供給されるかには国対国の力関係とビジネスのバランス上にあります。

地球人類を支える一員として、日本発の優れたワクチンを世界に供給できれば理想的ですが、最新の新型コロナウイルス感染症ワクチンでは、日本は世界に完全に出遅れてしまい、海外製薬メーカー頼みとなってしまいました。新型コロナウイルスは経済・社会を停滞させ、国境を越えた人の移動を断絶させ、日本国内の経済は疲弊を極めています。日本はお金の力でなんとか英国アストラゼネカ社、米国モデルナ社・ファイザー社などから数億回分のワクチン確保に成功しましたが、これは幸運以外の何ものでもありません。もしそれらの企業がワクチン量産化に失敗すれば、当然ながら少量のワクチンは自国優先に出荷され、日本はどこからもワクチンを入手できず、経済再開の道を日本だけが絶たれるかもしれないのです。新型・再興感染症、バイオテロ、さまざまな危機が国民の生活と隣り合わせの現代では、ワクチンは国の生死を決定する戦略物資なのです。

それほどの重要な問題であるにもかかわらず、日本政府の動きは鈍いとしか言いようがありません。日本には企業規模では海外のメガファーマには及ばないものの、優れた研究・開発人材を抱えた製薬メーカー・創薬ベンチャーが多数あります。ところが、新型コロナウイルス感染症では、多額の税金を海外のワクチンメーカーに貢ぐことになってしまったのです。

たとえば米国では、「6-13　バイオテロにワクチン防御は有効か?」の末尾で触れたとおり、ワクチン開発と軍事は密接につながっています。日本ではいまだ不活化ワクチンが主流ですが、米国ではすでにワクチンの中心は最新のDNAワクチン、mRNAワクチンに移行しようとしています。これらのワクチンは抗原を直接接種する従来型と異なり、抗原の遺伝子を接種することによって、ヒトの体内で抗原を作り出し、免疫を誘導します。一見、まどろっこしいように思えますが、開発・製造には非常に有利な方法で、製造上の安全性も高く、また、ウイルスの遺伝子配列が確定できれば1か月前後での開発が可能で、タマゴや細胞での培養の必要もなく化学合成で生産することができます。米軍は毎年多額の資金をバイオベンチャーに提供し、こうしたワクチンの研究・開発を支えています。それが功を奏して新型コロナウイルス感染症ワクチンでも世界を制することができたのです。日本でも軍事とワクチン開発を結びつけるべきだという意図はありませんが、日本のワクチン戦略・科学政策の拙さが露呈したのが今回の新型コロナウイルス禍だったと認識するべきだと考えます。

6-17 ワクチンに私たちはどう向き合っていくべきか

ワクチンは効く、ワクチンは安全

タイトルは「どう向き合っていくべきか」としましたが、疑問を投げかけるまでもなく、本書で示したとおり、どのようなケースを想定しても、ワクチンを接種して起こるデメリットよりも、ワクチンを接種して感染症を発症しないようにする、発症しても重症化しないようにするほうが、はるかに大きなメリットがあることは科学的に明らかです。

病気になったあとに服用する薬の効果はわかりやすいです。痛みが治まった、熱が下がった、そのように、目で見る、体で感じることができます。一方で、ワクチンは予防策ですので、効果を判定することは困難です。ある人がある年インフルエンザを発症しなかったとしても、それが予防接種の効果なのか、そもそも幸運にもインフルエンザウイルスに接することがなかったのか、それは試験研究機関で厳密な抗体検査を行うなどしなければ知ることはできません。そんな検査は病院でもしてくれません。科学的に意味がないからです。

それでもワクチンは接種するべきです。法に定められた定期接種、任意接種のほかにも、海外へ渡航する際には渡航先の状況に応じた予防接種が必要です。もちろんその理由は、自分の身を守るためでもありますが、自分が不顕性感染者、キャリアとなって大切な家族に感染症を発症させ、回復不能な後遺症をもたらすことがないようにするためです。また、大局的に見て感染症リスクの低い日本で、再びパンデミックを起こさないためでもあります。

私たちは、ワクチンのリスクを十分理解し、デメリットよりもメリットのほうがはるかに大きいことを理解し、忌避するのではなくワクチンに正面から向き合う必要があると思います。

索引

英数字

あ行

か行

さ行

た行

な行

は行

ま行

や行

ら行

わ行

著者紹介

◎**中西　貴之（なかにし・たかゆき）**

1965年山口県下関市彦島生まれ。山口大学大学院応用微生物学修了。総合化学メーカー宇部興産株式会社で1991年より新規医薬品の研究に従事、2011年より環境安全部門、製品安全部門を経て現職は品質統括部門。趣味はプラモデルとアニメ鑑賞、人工衛星鑑賞。主な著書に『製品含有化学物質のリスク管理』（技術情報協会）、『なぜ、体はひとりでに治るのか —健康を保つ自然治癒の科学—』、『身体をめぐるリンパの不思議』（以上技術評論社）、『幹細胞の分化誘導と応用』（NTS）他。

監修者略歴

◎**宮坂　昌之（みやさか・まさゆき）**

大阪大学免疫学フロンティア研究センター招へい教授。1947年長野県生まれ。京都大学医学部卒業、オーストラリア国立大学大学院博士課程修了。金沢医科大学血液免疫内科、スイス・バーゼル免疫学研究所、東京都臨床医学総合研究所等を経て、大阪大学医学部教授、同大学大学院医学系研究科教授等を歴任。2007～2008年日本免疫学会会長。医学博士・PhD。著書に『標準免疫学』（医学書院、共編著）、『免疫と「病」の科学』『免疫力を強くする』『新型コロナ7つの謎』（いずれも講談社ブルーバックス）など。

知りたい!サイエンス

今《いま》だから知《し》りたいワクチンの科学《かがく》

――効果《こうか》とリスクを正《ただ》しく判断《はんだん》するために

2021年　3月20日　初版　第1刷発行
2021年　3月21日　初版　第2刷発行

著　者　中西貴之《なかにしたかゆき》
発行者　片岡　巖
発行所　株式会社技術評論社
東京都新宿区市谷左内町21-13
電話　03-3513-6150　販売促進部
03-3267-2270　書籍編集部
印刷・製本　昭和情報プロセス株式会社

定価はカバーに表示してあります。

ISBN978-4-297-12001-6　C3047
Printed in Japan

●装丁
中村友和（ROVARIS）

●本文イラスト
前野コトブキ

●編集
株式会社トップスタジオ

●本文デザイン・DTP
株式会社トップスタジオ